BIBLIOTHÈQUE MÉDICALE

FONDÉE PAR MM.

J.-M. CHARCOT et G.-M. DEBOVE

DIRIGÉE PAR M.

G.-M. DEBOVE

Membre de l'Académie de médecine,
Professeur à la Faculté de médecine de Paris,
Médecin de l'hôpital Andral.

BIBLIOTHÈQUE MÉDICALE CHARCOT-DEBOVE

Reliure amateur tête dorée, le vol. 3 fr. 50

VOLUMES PARUS DANS LA COLLECTION

V. Hanot. La Cirrhose hypertrophique avec ictère chronique.
G.-M. Debove et Courtois-Suffit. Traitement des pleurésies purulentes.
J. Comby. Le Rachitisme.
Ch. Talamon. Appendicite et Pérityphlite.
G.-M. Debove et Rémond (de Metz). Lavage de l'estomac.
J. Seglas. Des troubles du langage chez les aliénés.
A. Sallard. Les Amygdalites aiguës.
L. Dreyfus-Brissac et I. Bruhl. Phtisie aiguë.
P. Sollier. Les Troubles de la mémoire.
De Sinety. De la Stérilité chez la femme et de son traitement.
G.-L. Debove et J. Renault. Ulcère de l'estomac.
G. Daremberg. Traitement de la Phtisie pulmonaire. 2 vol.
Ch. Luzet. La Chlorose.
E. Mosny. Broncho-Pneumonie.
A. Mathieu. Neurasthénie.
N. Gamaleïa. Les Poisons bactériens.
H. Bourges. La Diphtérie.
Paul Blocq. Les Troubles de la marche dans les maladies nerveuses.
P. Yvon. Notions de pharmacie nécessaires au médecin. 2 vol.
L. Galliard. Le Pneumothorax.
E. Trouessart. La Thérapeutique antiseptique.
Juhel-Rénoy. Traitement de la fièvre typhoïde.
J. Gasser. Les causes de la fièvre typhoïde.
G. Patein. Les Purgatifs.
A. Auvard et E. Caubet. Anesthésie chirurgicale et obstétricale.
L. Catrin. Le Paludisme chronique.
Labadie-Lagrave. Pathogénie et traitement des néphrites et du mal de Bright.
E. Ozenne. Les Hémorroïdes.
Pierre Janet. État mental des hystériques. — Les Stigmates mentaux.
H. Luc. Les Névropathies laryngées.
R. du Castel. Tuberculoses cutanées.
J. Comby. Les Oreillons.
Chambard. Les Morphinomanes.
J. Arnould. La Désinfection publique.
Achalme. Érysipèle.
P. Boulloche. Les Angines a fausses membranes
E. Lecorché. Traitement du diabète sucré.
Barbier. La Rougeole.
M. Boulay. Pneumonie lobaire aiguë. 2 vol.
A. Sallard. Hypertrophie des amygdales.
Richardière. La Coqueluche.
G. André. Hypertrophie du cœur.
E. Barié. Bruits de souffle et bruits de galop.
L. Galliard. Le Choléra.

Polin et **Labit**. Hygiène alimentaire.
Boiffin. Tumeurs fibreuses de l'utérus.
E. Rondot. Le Régime lacté.
Pierre Janet. État mental des hystériques. Les Accidents mentaux.
Ménard. Coxalgie tuberculeuse.
F. Verchère. La Blennorrhagie chez la femme. 2 vol.
P. Legueu. Chirurgie du rein et de l'uretère.
P. de Molenes. Traitement des affections de la peau. 2 vol.
Ch. Monod et **J. Jayle**. Cancer du sein.
P. Mauclaire. Ostéomyélites de la croissance.
Blache. Clinique et thérapeutique infantiles. 2 vol.
A. Reverdin (de Genève). Antisepsie et Asepsie chirurgicales.
Louis Beurnier. Les Varices.
G. André. L'Insuffisance mitrale.
Guermonprez (de Lille) et **Bécue** (de Cassel). Actinomycose.
P. Bonnier. Vertige.
De Grandmaison. La Variole.
A. Courtade. Anatomie, physiologie et séméiologie de l'oreille.
J. Duplaix. Des Anévrysmes.
Ferrand. Le Langage, la Parole et les Aphasies.
Paul Rodet et **C. Paul**. Traitement du lymphatisme.
H. Gillet. Rythmes des bruits du cœur (physiologie et pathologie).
Lecorché. Traitement de la goutte.
J. Arnould. La Stérilisation alimentaire.
Legrain. Microscopie clinique.
A. Martha. Des Endocardites aiguës.
J. Comby. Empyème pulsatile.
L. Poisson. Adénopathies tuberculeuses.
E. Périer. Hygiène alimentaire des enfants.
Laveran et **R. Blanchard**. Des Hématozoaires chez l'homme et les animaux 2 volumes.
Pierre Achalme. Immunité dans les maladies infectieuses.
Magnan et **Legrain**. Les Dégénérés.
M. Bureau. Les Aortites.
J.-M. Charcot et **A. Pitres**. Les Centres moteurs corticaux chez l'homme.
E. Valude. Les Ophtalmies du nouveau-né.
G. Martin. Myopie. Hyperopie. Astigmatisme.
Achalme. La Sérothérapie.

POUR PARAITRE PROCHAINEMENT

Capitan. Les Maladies infectieuses.
Mauclaire et **de Bovis**. Des Angiomes.
J. Garel. Rhinoscopie.
A. Robin. Ruptures du cœur.
Denucé. Le Mal de Pott.
Legry. Les Cirrhoses alcooliques du foie.
Du Castel. Chancres génitaux et extra-génitaux.
Moure. Coryzas atrophique et hypertrophique.
Cahier. Des Occlusions aiguës de l'intestin.
Vigneron. Tuberculose urinaire.

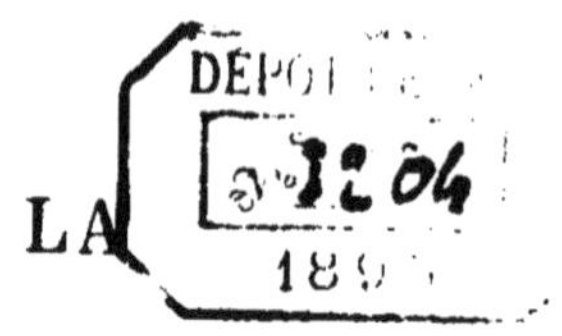

LA SÉROTHÉRAPIE

PAR

Le Dr P. ACHALME
Chef de laboratoire de la Clinique médicale de la Pitié

PARIS
RUEFF ET Cie, EDITEURS
106, BOULEVARD SAINT-GERMAIN, 106

1895

LA SÉROTHÉRAPIE

CHAPITRE PREMIER

PROPRIÉTÉS GÉNÉRALES DU SÉRUM

Le sérum sanguin ne doit pas être considéré comme une substance inerte. — Propriétés vitales du sérum. — *Pouvoir bactéricide.* — Sa contingence et son inconstance. — Son origine et ses caractères. — *Pouvoir atténuant.* — Théorie de transition due à une erreur d'interprétation expérimentale. — Exaltation des microorganismes dans le sang des animaux réfractaires. — *Pouvoir antitoxique.* — Ses caractères. — Premières interprétations de ce phénomène. — La nature de l'antitoxine. — Sa puissance. — *Pouvoir immunisant du sérum.* — Action sur l'organisme de l'animal en expérience au lieu d'action sur le microbe ou ses produits. — Influence stimulante du sérum. — *Pouvoir globulicide.* — Son analogie avec le pouvoir bactéricide. — *Pouvoir coagulant.* — *Pouvoir toxique.* — Leur importance en pratique au point de vue sérothérapique. — Autres propriétés zymotiques. — Pouvoir glycolytique et peptosaccharifiant.

La sérothérapie date d'hier à peine, et déjà elle a pris dans la science médicale une importance capitale qui fait bien augurer de la prépondérance que devra dans l'avenir exercer cette nouvelle méthode dans la thérapeutique des maladies infectieuses. La transformation des idées a été rapide, et il ne faut pas remonter bien longtemps en arrière pour constater le rôle effacé attribué à l'action physiologique du sérum et en général des autres humeurs de l'organisme.

Le fait est du reste compréhensible ; le développement rapide des études microscopiques avait dirigé tout le mouvement scientifique vers l'étude des éléments cellulaires, étude si féconde qu'elle avait un peu rejeté dans l'ombre l'observation des phénomènes ne se rapportant pas à la physiologie des éléments figurés.

Du reste, les derniers travaux sur la transfusion du sang semblaient jusqu'à un certain point donner raison à cette sorte de négligence que l'on affectait vis-à-vis des propriétés humorales ; car les bons résultats obtenus à l'aide de l'injection d'eau légèrement salée à laquelle on donnait le nom un peu hyperbolique de sérum artificiel, semblaient bien restreindre à un rôle purement mécanique les bons effets de l'introduction dans les vaisseaux de la masse sanguine empruntée à un autre animal.

C'est à peine si l'on trouve çà et là quelques tendances réactionnelles contre ce courant d'opinions. A propos de la transfusion dans quelques maladies, le choléra par exemple, on avait bien signalé une action non proportionnée à la quantité de sang injectée, action que l'on ne pouvait attribuer à une influence purement mécanique.

Quelques observations plus spécifiques avaient été également faites. Par exemple, Maurice Raynaud, auquel on veut, d'une manière peut-être un peu forcée, faire remonter l'origine de la sérothérapie, avait établi que la tranfusion d'une certaine quantité de sang ou de lymphe d'une génisse au septième ou huitième jour de l'éruption vaccinale, pouvait conférer l'immunité à un autre animal. Mais on ne voyait dans cette expérience, vérifiée ensuite par Pfeiffer, Straus, Chambon et Ménard, qu'une preuve de la virulence du sang, charriant le principe morbigène de la vaccine, et non une méthode thérapeutique susceptible d'entrer dans la pratique.

Malgré une tardive réclamation de priorité de M. Rondeau, qui prétend avoir, dans des travaux inédits, étudié à la Faculté de médecine de Paris les propriétés thérapeutiques du sérum dans les infections, on peut dire que c'est à MM. Richet et Héricourt qu'est dû le principe actuel de la sérothérapie, qu'ils ont nettement formulé dans leurs recherches sur le microccus pyosepticus. Du reste, dès cette époque, des observations nombreuses, dues principalement à l'initiative de Behring, tendaient à établir que le sérum sanguin ne devait pas être considéré, ainsi qu'on l'avait fait jusque-là, comme un simple véhicule inerte, mais au contraire qu'il semblait doué de propriétés, pour ainsi dire vitales, auxquelles on pouvait attribuer un rôle dans la résistance de l'individu aux causes extérieures.

Cette découverte, arrivant au moment où la théorie de la phagocytose encore récente était vivement combattue, principalement en Allemagne, ouvrit une voie nouvelle à ses nombreux adversaires, et si, comme nous le verrons, elles n'arrivèrent pas à ébranler les conclusions de M. Metschnikoff, leurs études se montrèrent rapidement fécondes. On parvint en effet rapidement à établir que le sérum sanguin exerce, soit sur les microorganismes, soit sur l'économie des animaux auxquels il est injecté, certaines actions d'ordre inconnu jusque-là, et dont l'application pratique ne s'est pas longtemps fait attendre.

Nous ne nous étendrons pas longuement sur ces diverses propriétés humorales que nous avons longuement développées dont notre récent travail sur l'immunité dans les maladies infectieuses. Nous ne rapporterons ici que les faits principaux, nécessaires à la compréhension des phénomènes sérothérapiques.

Influence sur les microorganismes ou leurs produits. Pouvoir bactéricide du sérum. — Nous devons placer au premier rang par ordre chronologique le pouvoir bactéricide, signalé d'abord par Behring dans le sérum du rat vis-à-vis de la bactéridie charbonneuse. De 1888, date des premières recherches de Behring, jusqu'en 1892, époque où cet auteur découvrit le pouvoir antitoxique du sang, un grand nombre de travaux furent publiés, principalement en Allemagne, cherchant à faire jouer dans l'immunité un rôle prépondérant à cette action microbicide des humeurs.

De ces travaux un fait intéressant se dégage. Il est hors de doute, quelle que soit l'explication qu'on en donne, que le sérum de certains animaux non seulement s'oppose au développement de certaines espèces microbiennes, mais encore semble les détruire de telle manière qu'au bout de 20 heures environ de contact, on n'obtient aucune culture en ensemençant sur un milieu nutritif favorable le mélange séro-microbien.

Mais ce fait est loin d'avoir, comme nous le verrons au cours de ces études, une portée générale au point de vue de l'immunité. Si l'on a noté quelques coïncidences entre l'état réfractaire d'un animal et le pouvoir bactéricide de son sérum, les divergences observées sont nombreuses. Aux faits positifs du rat blanc relativement réfractaire au charbon, des cobayes vaccinés contre le vibrion aviaire et dont le sérum est bactéricide pour ce microbe à l'encontre de celui des cobayes non immunisés, on peut opposer de nombreux exemples contraires, tels que le pouvoir bactéricide du sérum de lapin, animal très réceptif pour le charbon, et l'absence de cette propriété chez le chien, qui pourtant est relativement réfractraire à cette affection.

Cette absence de spécificité semble bien montrer que le rôle des propriétés bactéricides du sérum n'est pas d'une importance capitale dans la résistance de l'organisme. Certains auteurs sont allés plus loin et n'admettent nullement que le pouvoir bactéricide soit une propriété biologique du sérum ; ils ne veulent voir là qu'un simple accident, dû suivant les uns à la présence de l'acide carbonique, selon les autres aux simples phénomènes d'osmose qui se produisent par suite du transport brusque des microbes d'un milieu dans un autre.

Certains faits viennent certainement à l'appui de cette dernière manière de voir. D'abord l'expérimentation directe montre que les microorganismes, moins sensibles peut-être que les infusoires (Hafkine), n'en supportent pas moins fort mal ces changements de milieu et qu'en se basant sur les faits, on pourrait attribuer un pouvoir bactéricide à l'albumine de l'œuf (Wurtz) et même à l'eau distillée (Curt Braem).

On peut également invoquer l'acclimatement facile des microorganismes à ce milieu de culture, qui lui semble au premier abord si nuisible. En effet, si l'on attend un ou deux jours, on finit par obtenir le plus souvent dans le prétendu sérum bactéricide un développement de microbes qui, repiqués dans le même milieu, ne semblent pas éprouver du pouvoir microbicide la moindre atteinte à leurs propriétés vitales.

Malgré ces arguments et d'autres encore, il est difficile de voir dans le pouvoir bactéricide du sang un simple phénomène d'ordre physique. On ne peut admettre sans répugnance que le pouvoir osmotique du sérum d'un cobaye vacciné diffère d'une manière aussi sensible de celui d'un cobaye normal. La fragilité du pouvoir bactéricide est également un bon argument en faveur de sa nature biologique, pour ne pas dire vitale. Il est en effet détruit par un chauffage à 55 ou 60 degrés sans qu'aucune des autres propriétés physiques ou chimiques du sérum semble le moins du monde modifiée.

En présence de ce phénomène, il était naturel de pousser plus loin l'analyse et de rechercher si l'on ne pouvait isoler une substance à laquelle il soit possible d'attribuer l'action nocive du sérum sur les bactéries. Mais les recherches sont restées négatives; car les expériences de contrôle ne sont pas venues sanctionner l'existence des protéides, globulines, ou alexines de défense de Hankin et de Büchner, non plus que des diastases microbicides de Ogata et Josuhara. On n'est donc pas encore absolument fixé sur la nature même de ce pouvoir bactéricide, que l'on ne peut empêcher de comparer au pouvoir globulicide que nous étudierons plus loin. Son existence néanmoins, dont on a beaucoup exagéré la portée, a néanmoins servi à établir que l'on ne devait pas considérer le sérum sanguin comme une matière inerte et a été le point de départ des importantes découvertes auxquelles nous consacrons ce travail.

Pouvoir atténuant du sérum. — Les trop flagrantes contradictions des phénomènes bactéricides leur enlevaient beaucoup de leur importance au point de vue de la genèse de l'immunité. Certains auteurs, néanmoins, cherchèrent à concilier les faits observés avec la théorie, et c'est de là que naquit la conception du pouvoir atténuant des humeurs, due principalement aux travaux de l'école de M. Bouchard et spécialement de MM. Roger et Charrin. Pour ces auteurs, si le microbe n'est pas toujours atteint dans sa vitalité par l'action des humeurs des animaux réfractaires, il en subit néanmoins l'influence dans sa propriété la plus importante au point de vue de la pathogenèse, c'est-à-dire dans sa virulence. Dans leurs expériences, en effet, ces auteurs constatent que, de même que dans les humeurs des animaux immuns, le bacille pyocyanique ne sécrète pas sa matière colorante, l'inoculation des cultures de pneumocoque ou de streptocoque sur le sérum d'animaux vaccinés contre les affections provoquées par ces microorganismes, reste inoffensive pour les animaux neufs malgré le développement du microbe qui est même, en ce qui concerne le streptocoque, plus abondant que dans le sérum d'animaux non vaccinés.

Nous ne reviendrons pas sur les résultats contradictoires obtenus par les différents auteurs, ayant cherché à répéter ces expériences; la question est trop complexe pour être clairement débattue en quelques lignes, et nous renvoyons pour les développements qu'elle comporte à notre travail sur l'immunité, dont nous ne reproduirons ici que les conclusions. Il semble, en effet, que ce prétendu pouvoir atténuant doit se confondre avec le pouvoir préventif du sérum dont nous aurons à nous occuper longuement ici. Dans les expériences des auteurs précités, ce facteur, alors inconnu, était par cela même complètement négligé, et le mélange séro-microbien reste inoffensif, non pas parce que les bactéries sont atténuées par l'action du sérum, mais parce que ce dernier préserve l'organisme contre l'action pathogène des microbes qui l'accompagnent.

Des derniers travaux sur cette question, il résulte au contraire que, dans le sang des animaux réfractaires, soit dans l'organisme vivant, soit *in vitro*, les microorganismes exaltent leur pouvoir virulent et que cette exaltation est la conséquence d'une adaptation nouvelle ou d'une sélection parmi les microbes les plus résistants. Aussi l'existence d'un pouvoir atténuant du sérum est-elle aujourd'hui plus que douteuse.

Pouvoir antitoxique du sérum. — Poursuivant

ses études sur l'action bactéricide du sang, Behring se trouva bientôt arrêté dans ses conclusions par ce fait, facile à constater, du développement et de la persistance du microbe à son point d'inoculation chez les animaux réfractaires. Il se demanda alors si, au lieu d'agir sur le microbe lui-même, les humeurs n'exerçaient pas leur action sur ses produits de sécrétion en les neutralisant ou en les détruisant. A cette conception *a priori* vint répondre la découverte capitale du pouvoir antitoxique des humeurs et spécialement du sérum sanguin.

Étudiant deux maladies, le tétanos et la diphtérie, où l'infection par le microorganisme semble jouer un moindre rôle que l'intoxication par ses toxines, MM. Behring et Kitasato établirent qu'il suffisait de mélanger ces dernières avec de faibles quantités de sérum d'un animal vacciné contre ces affections, pour que l'on puisse les inoculer impunément à des animaux qui se montraient sensibles à d'infimes doses de toxine pure. Il en était de même si l'on opérait le mélange dans le corps de l'animal, au lieu de l'effectuer *in vitro*; ces auteurs constatèrent, en effet, que les injections de sérum faites dans un autre point du corps et à une époque un peu antérieure ou même un peu postérieure à celle de la toxine pouvaient préserver l'animal contre des doses plusieurs fois mortelles du poison microbien, au point que ce dernier pouvait ne produire aucun symptôme.

Cette découverte fut une révolution, et l'on crut qu'elle allait porter un coup mortel à la théorie de la phagocytose. L'explication qui se présentait, en effet, la première à l'idée pour rendre compte de ce phénomène de neutralisation des effets de la toxine, était des plus simples. Pour les auteurs allemands, le sérum agissait directement sur le poison et par suite d'une action, probablement d'ordre chimique, la détruisait ou du moins la transformait en une substance inoffensive.

Ce pouvoir, qui a été le point de départ des nombreux travaux ayant abouti à la connaissance des phénomènes sérothérapiques, semble moins fragile que le pouvoir bactéricide duquel elle est au reste, contrairement à l'opinion de Büchner, complètement indépendante. Un chauffage à 65 degrés pendant vingt-cinq minutes ne le détruit pas. Il résiste également à la dilution du sérum dans l'eau distillée et même à l'addition de quelques antiseptiques tels que l'acide phénique, le formaldéhyde, etc.

Il était naturel d'attribuer cette propriété remarquable à la présence dans le sang d'un corps spécial à l'existence duquel le pouvoir antitoxique serait lié. Sans connaître sa nature (car rien ne prouve que Hammarsten et Tizzoni, non plus qu'Aronson, l'aient obtenue à l'état de pureté), on a donné à cette substance le nom d'antitoxine, et on l'a comparée successivement à une globuline ou à une diastase. Quelle qu'elle soit, sa puissance dépasse l'imagination, puisque dans l'état de dilution où elle se trouve dans le sérum, elle suffit à neutraliser des doses relativement énormes de toxine. En cette matière, rien n'est plus éloquent que des chiffres. Dans leurs recherches sur l'antitoxine tétanique, MM. Roux et Vaillard se servaient de cultures de bacille du tétanos qui, filtrées, tuaient un cobaye à la dose de $0^{cc},003$; or, 1 centimètre cube du sérum d'un cheval vacciné par eux contre le tétanos, suffisait à neutraliser *in vitro* 30 fois son volume de toxine. On pouvait donc, par l'addition de $0^{cc},0001$ de sérum, neutraliser complètement l'action nocive de la dose mortelle.

Pour préserver une souris, la quantité nécessaire est tellement infime qu'il est difficile de s'en faire isolément une notion exacte. On obtient, en effet, des sérums d'une activité de 1 millionième, l'unité de mesure étant la quantité nécessaire pour immuniser un gramme de souris; c'est-à-dire qu'un centimètre cube suffit à préserver contre la dose mortelle de toxine, 1000 kilos de souris, ou mieux, près de 70000 de ces animaux, chacun pesant environ 15 grammes. On comprend que la découverte d'un pareil pouvoir ait bientôt fait concevoir des espérances thérapeutiques qui, si elles n'ont pas, comme nous le verrons plus loin, été complètement réalisées en ce qui concerne le tétanos.

ont au contraire, appliquées à la diphtérie, tenu plus encore qu'elles ne promettaient.

Les déductions pratiques qui ont découlé des recherches de Behring et de Kitasato ont bientôt popularisé, pour ainsi dire, leur idée théorique de la destruction de la toxine par le sérum immunisant, consacrant ainsi l'existence du pouvoir anti-toxique du sang. Néanmoins, en analysant mieux les phénomènes et surtout en voulant étendre cette notion à d'autres affections moins visiblement toxiques que le tétanos et la diphtérie, on s'aperçut bientôt qu'elle était au moins incomplète; nous chercherons même à établir, après avoir étudié l'action du sérum dans ces affections, que, comprise dans le sens étroit que lui ont donné les auteurs allemands, on peut la considérer comme inexacte.

Action du sérum sur l'organisme. Pouvoir immunisant du sérum. — M. Metschnikoff en effet, dans de fondamentales recherches sur le sang des lapins vaccinés contre le hog-choléra, a établi que leur sérum exerce sur des animaux neufs un pouvoir préventif et curateur, sans néanmoins posséder aucune propriété bactéricide, atténuante, ou même anti-toxique. Nous aurons à revenir sur ces beaux travaux, ainsi que sur les recherches de ceux qui l'ont suivi dans cette voie, faisant porter leurs observations sur des affections diverses. Cette notion nouvelle ouvrit aussitôt en effet un nouvel horizon. On s'aperçut que l'on faisait fausse route en voulant déterminer l'influence directe du sérum sur le microbe ou la toxine et que l'on négligeait un des facteurs nécessaires de l'expérimentation, c'est-à-dire l'organisme de l'animal inoculé soit avec le mélange de sérum et de microbes, soit avec le mélange de sérum et de toxine.

Or, au lieu d'agir sur ces éléments en neutralisant leur action nocive, rien n'indiquait que le sérum n'exerçait pas son influence sur l'économie de l'animal en activant ses moyens de défense. C'est cette dernière idée qu'a émise M. Metschnikoff et qu'il a fait triompher par des observations irréfutables. Pour lui, l'action du sérum est surtout une stimulation de la résistance organique, et s'exerce principalement sur les phagocytes, qu'elle rend plus aptes à remplir leur rôle défensif. Nous verrons dans le cours de ce travail les nombreux faits qui servent à étayer cette si séduisante théorie.

Effets physiologiques du sérum sur l'organisme sain. — Ce pouvoir stimulant du sérum forme une sorte de transition entre les propriétés étudiées par les bactériologistes et celles qui ont fait l'objet des recherches des physiologistes et ont trait à l'action du sérum d'un animal sur un autre en dehors de toute influence infectieuse.

Pouvoir globulicide du sérum. — Cette propriété,

très analogue, comme nous allons le voir, au pouvoir bactéricide, avait été déjà signalée par Creite, Landois, Hayem. Mais elle a été surtout l'objet des études de M. G. Daremberg, en France, et de M. Büchner, en Allemagne. Ces observateurs ont reconnu que, lorsque l'on introduit des globules sanguins d'un animal dans le sérum provenant d'une autre espèce, les hématies se déforment rapidement et au bout de quelques minutes se dissolvent d'une manière complète. Ce phénomène s'observe aussi bien dans le sang circulant d'un animal qu'*in vitro*.

M. Büchner cherche à identifier ce mode d'action avec le pouvoir bactéricide du sérum. Cette hypothèse a quelque vraisemblance; car outre qu'il s'agit en somme d'un fait très analogue, la température de 55 degrés environ, l'exposition à la lumière, la modification de la composition saline du sérum, détruisent plus ou moins rapidement ces deux propriétés. Quant à l'existence d'une matière albuminoïde particulière, d'une alexine comme l'appelle M. Büchner, à laquelle serait dévolue ce pouvoir globulicide, elle semble aussi énigmatique que celle des protéides défensives dont nous avons parlé à propos du pouvoir bactéricide du sérum.

Pouvoir coagulant du sérum. — Si l'on introduit directement dans les veines d'un animal le sérum provenant d'une autre espèce, il peut se produire une coagulation sanguine intra-vasculaire par suite de la précipitation de la fibrine. Dans leurs expériences sur le traitement par le sang de chien de l'affection causée au lapin par le staphylocoque pyoseptique, MM. Richet et Héricourt avaient déjà signalé ce fait en insistant sur ce que cet inconvénient pouvait être évité en faisant l'injection non plus dans le système sanguin directement, mais dans le tissu cellulaire ou dans une séreuse, de façon que le sérum résorbé n'arrive au sang que par l'intermédiaire du système lymphatique.

M. Hayem a repris récemment cette question et a montré que de même que le pouvoir globulicide, la propriété coagulante disparaissait sous l'influence d'un chauffage à 55 degrés, ce qui donnait à supposer qu'elle était liée à la présence d'un ferment coagulant.

Ces données ont été confirmées par les recherches de MM. Mairet et Bosc, qui d'après leurs expériences ont abaissé à 52 degrés la température à laquelle le sérum perd ses propriétés coagulantes, qu'ils ont ainsi différentié du pouvoir toxique.

Pouvoir toxique du sérum. — Il résulte en effet des recherches de ces deux derniers auteurs qu'en dehors des accidents déterminés par la coagulation du sang, l'injection du sérum d'une espèce étrangère peut déterminer de véritables symptômes d'intoxication se traduisant par du myosis, des perturbations thermiques, de l'arrêt respiratoire et même des convulsions mortelles. Ces propriétés toxiques, que MM. Mairet et Bosc attribuent à la présence de matières albuminoïdes, sont un peu plus résistantes que le pouvoir coagulant. Elles ne disparaissent qu'après un chauffage à 57 degrés, et, à l'inverse de ce dernier, résistent à l'addition de chlorure de sodium ou de sulfate de soude.

Ces propriétés toxiques sont très variables suivant les espèces animales : ainsi, d'après les recherches de MM. Mairet et Bosc, le sérum de l'homme est pour le lapin beaucoup plus toxique et moins coagulateur que le sérum du chien. Cette toxicité du sérum doit du reste varier considérablement suivant l'état de santé ou de maladie de l'animal qui le fournit. En effet M. Quinquaud avait insisté sur la toxicité du sang dans les affections cutanées, et M. Stern a, conformément à nos observations personnelles, signalé l'extrême toxicité du sang au cours de l'érysipèle.

L'existence de ces actions sur l'organisme vivant a une grande importance à la fois théorique et pratique. A ce dernier point de vue en effet, il est utile d'insister sur la différence dans l'action nocive, suivant que le sérum est injecté dans le tissu sous-cutané ou directement introduit dans les veines. Aussi doit-on toujours s'abstenir de cette dernière méthode dans l'utilisation thérapeutique du sérum.

Au point de vue théorique, l'existence de ces divers pouvoirs confirme ce que nous avons dit au début de ce chapitre, c'est-à-dire la nature vivante du sérum que, jusqu'à ces recherches, on s'obstinait à considérer comme une substance inerte. On peut du reste rapprocher ces propriétés des autres phénomènes chimiques, dus à l'action directe du sang, et signalés dans ces dernières années. C'est en effet à des enzymes, pour ainsi dire vivants, que l'on attribue le pouvoir glycolytique du sang, signalé par Lépine, Arthus, Seegen et Colenbrander, pouvoir auquel est due la disparition d'une partie du sucre contenu dans le sang soit en circulation soit *in vitro*. Le pouvoir pepto-saccharifiant, étudié par Lépine et Barral, et qui est caractérisé par la production de sucre aux dépens de la peptone, est également un phénomène de même ordre.

Tels sont dans leur ensemble les phénomènes physiologiques dus à l'action du sérum sanguin et dont l'étude a conduit à la grande découverte de la sérothérapie. Nous en écourtons à dessein l'étude, ne voulant pas nous laisser entraîner dans une voie qui nous écarterait trop de notre sujet.

Dans les chapitres suivants, nous allons chercher à mettre en lumière les différentes observations sur l'action du sérum dans les diverses affections où elle a été étudiée, observations ayant conduit à la découverte de faits dont la connaissance est nécessaire pour comprendre les données générales pouvant se rapporter à l'action thérapeutique du sérum.

CHAPITRE II

LA SÉROTHÉRAPIE DANS LES MALADIES EXPÉRIMENTALES

Sérothérapie dans la septicémie produite par le staphylococcus pyosepticus. — Recherches fondamentales de MM. Richet et Héricourt. — *Sérothérapie dans le charbon.* — Recherches de M. Behring sur le sang du rat blanc. — Interprétations de MM. Hankin, Ogata et Josuhara — Expériences de MM. Metschnikoff et Roux, établissant qu'il n'existe aucun rapport entre l'immunité des rats et le pouvoir prophylactique de leur sang. — Recherches négatives de MM. Erriquez et Serafini. — *Sérothérapie dans le hog-choléra.* — Le microbe. — Sa toxine. — Vaccination des animaux. — Mémoire fondamental de M. Metschnikoff. — L'immunisation par le sérum des animaux vaccinés malgré l'absence du pouvoir bactéricide, atténuant ou anti-toxique. — Le sérum préventif agit en stimulant l'activité phagocytaire. — *Sérothérapie dans la septicémie aviaire.* — Recherches de M. Sanarelli. — Propriétés préventives du sérum des animaux vaccinés. — Relativité du pouvoir bactéricide du sang des cobayes vaccinés, signalé par Behring et Nissen. — Exaltation de la virulence du vibrio Metschnikovii par sa culture dans le sérum préventif. — Absence de pouvoir anti-toxique. — Leucocytose générale et locale liée à l'action du sérum préventif. — *Sérothérapie dans le charbon symptomatique.* — Recherches de M. Duenschmann. — Renforcement de l'immunité naturelle du lapin. — Sérum préventif beaucoup moins actif. — Préservation par le sérum contre les propriétés nécrosantes de la toxine sécrétée par le bactérium Chauvæi.

Sérothérapie dans la septicémie produite par le staphylococcus pyosepticus. — C'est en 1888 que MM. Richet et Héricourt communiquèrent à l'Académie des sciences le résultat de leurs expériences, qui devaient ouvrir la série si féconde des recherches sur les propriétés thérapeutiques du sérum. Le microbe qui leur avait servi provenait d'une tumeur épithéliale non ulcérée du chien, et se montrait doué d'une grande virulence vis-à-vis du lapin, qu'il tuait en produisant de vastes décollements purulents et une septicémie sanguine rapide. Au point de vue morphologique, le microorganisme était un coccus réuni en petits amas, cultivant sur tous les milieux sans présenter de coloration spéciale. L'ensemble de ses caractères le rapprochait du staphylococcus albus, et MM. Richet et Héricourt lui donnèrent le nom de staphylococcus pyosepticus.

Ces auteurs reconnurent que le chien était complètement réfractaire à l'action de ce microorganisme, et l'intérêt de leur communication résulte dans l'application nouvelle qu'ils firent de cette propriété. En effet, ils purent arriver à protéger les lapins contre cette septicémie mortelle, non seulement en les vaccinant avec des cultures vieillies, mais encore en leur injectant dans le péritoine du sang de chien, animal réfractaire.

Dans une seconde communication, suivant de près la précédente, ils insistèrent de nouveau sur ce fait de la protection d'un animal sensible par le sang d'un animal immun, et ajoutèrent que cette protection était encore plus efficace lorsque l'on employait le sang de chiens, dont l'immunité naturelle était renforcée par des inoculations du microbe étudié. Nous verrons dans la suite qu'au point de vue pratique, cette seconde proposition est la plus importante, celle qui a fait franchir à la sérothérapie le pas décisif qui fait actuellement d'elle l'objet de toutes les attentions. On peut donc dire, si l'on ne tient qu'un compte modéré de la réclamation de priorité de M. Rondeau, qui, en 1884, aurait fait sur les propriétés immunisantes du sang des animaux réfractaires des expériences restées inédites, on peut donc dire, dis-je, que c'est à MM. Richet et Héricourt que revient l'honneur d'avoir fondé cette méthode, reconnue par la suite si féconde.

Sérothérapie dans le charbon. — Les expériences sur le charbon, la maladie expérimentale qui jusqu'alors avait si bien répondu à toutes les interrogations des savants, aboutirent, sur cette question des propriétés préservatrices du sang, à des conclusions beaucoup moins probantes.

M. Behring, à qui l'on doit tant de belles recherches sur les propriétés du sérum sanguin, avait signalé les propriétés bactéricides du sang de rat blanc, animal qu'il regardait comme réfractaire au charbon. Voulant s'assurer de ce que ce pouvoir pouvait s'exercer aussi bien chez un autre animal qu'*in vitro*, il injecta à des souris des spores charbonneuses mélangées à du sérum de rat, et vit que, dans ces conditions, les souris ne présentaient aucun accident. M. Hankin, MM. Ogata et Josuhara reprirent ces expériences et arrivèrent à des résultats analogues. Tout naturellement, ces auteurs établirent un rapport entre ce pouvoir préservatif et l'immunité du rat blanc, d'une part, et, d'autre part, avec la propriété bactéricide du sérum. Voulant même pousser plus loin l'analyse, ces auteurs voulurent isoler la substance qui, d'après eux, était la cause de ces trois phénomènes. Behring, se basant sur la forte alcalinité du sang de rat, les attribuait à un alcaloïde animal, à une ptomaïne; Hankin y voyait l'action de certaines substances albuminoïdes qu'il nommait alexines ou protéides défensives, et Ogata et Josuhara prétendaient isoler une substance diatasique qui possédait les mêmes propriétés.

De nouvelles recherches devenaient nécessaires; et MM. Metchnikoff et Roux apportèrent à l'étude de cette question si controversée la lumineuse méthode qui caractérise tous leurs travaux. Ils reconnurent l'authenticité du fait primitif, c'est-à-dire de l'innocuité relative de l'inoculation aux souris du bacille charbonneux mélangé au sérum du rat blanc. En effet, si elles ne furent pas préservées, toutes les souris expérimentées présentaient un retard considérable dans l'évolution de la maladie, qui n'amenait la mort qu'au bout de plusieurs jours. Mais ils établirent, fait très important qui établit une différence absolue entre ces expériences et celles de MM. Richet et Héricourt sur le staphylococcus pyosepticus, ils établirent, dis-je, que cette incontestable action du sérum de rat ne s'exerçait qu'à condition qu'il y ait contact immédiat des bactéridies ou de leurs spores avec les humeurs extraites du rat. Lorsqu'on introduit séparément la bactéridie et le sérum, alors même que les injections sont faites dans un point très voisin l'un de l'autre, l'effet préservateur est nul. Nous ne nous trouvons donc nullement en présence de phénomènes du même ordre, et les expériences des auteurs allemands ne présentent qu'une analogie lointaine avec les recherches des auteurs français.

Du reste, même au point de vue théorique, leurs conclusions ont été battues en brèche par les travaux de MM. Metchnikoff et Roux. Ces auteurs cherchèrent en effet à contrôler le rapport de cause à effet existant entre ce pouvoir préservateur et l'immunité attribuée aux rats blancs, et arrivèrent à des résultats absolument opposés à ceux de Behring, de Franck, et des autres auteurs qui considèrent ces animaux comme réfractaires au charbon.

Se servant de rats blancs de diverses provenances, ils reconnurent que la plupart, dans la proportion de 15 sur 17, contractaient sans difficulté un charbon mortel, alors que leur sérum préservait les souris inoculées avec un mélange de sang et de spores charbonneuses. Seuls les vieux rats présentent une certaine résistance à la bactéridie; or leur sang ne présente pas des propriétés prophylactiques beaucoup plus accentuées que celui de jeunes animaux en général très sensibles. Il résulte donc de ces expériences qu'il n'existe aucun rapport entre la propriété préservatrice du sang des rats et leur prétendue immunité contre le charbon.

Des conclusions semblables découlent des recherches faites sur d'autres animaux : MM. Ogata et Josuhara avaient retrouvé leurs diastases bactéricides dans le sang des chiens et des grenouilles. Or, les expériences d'Enderlen et de Peterman, sur le sérum de chien, celles de Roudenko sur le sang de grenouille, viennent infirmer complètement les conclusions des auteurs japonais. En aucun cas, le sérum expérimenté ne s'est montré doué de propriétés préservatrices.

Reprenant la question, au point de vue de la curabilité du charbon par le sérum des animaux réfractaires, MM. Erriquez et Serafini, dans un mémoire très étendu paru dans les Annales de l'Institut d'hygiène expérimentale de Rome, étudièrent l'action, sur les animaux sensibles, du sérum de chien, de rat, de poulet, de grenouille et de tortue. Comme ils ne faisaient point, comme les précédents auteurs, le mélange préalable du virus et du sang, leurs résultats sont encore plus négatifs. Ils concluent en effet qu'en aucun cas et en aucune façon, le sérum des animaux naturellement réfractaires au charbon, n'a présenté la moindre action protectrice sur les animaux réceptifs.

Il est à regretter que de pareils travaux n'aient pas été faits pour s'assurer s'il en est de même du sérum des animaux immunisés artificiellement. De toutes manières, on peut conclure que l'infection charbonneuse ne se montre pas, au point de vue sérothérapique, une maladie d'étude aussi concluante qu'elle l'a été dans nombre de questions bactériologiques qu'elle a aidé à éclaircir.

Sérothérapie dans le hog-choléra. — Les résultats ont été plus heureux avec quelques autres maladies expérimentales. Nous allons exposer brièvement les observations ayant trait aux microorganismes qui ne se montrent que pas ou peu pathogènes chez l'homme et dont l'intérêt est donc plus théorique que pratique, nous réservant de nous étendre plus amplement sur les recherches sérothérapiques dans les maladies susceptibles de s'attaquer à l'homme.

Aussi ne ferons-nous que citer la constatation, par Emmerich et Mastbaum, des propriétés préventives du sérum des animaux vaccinés contre le rouget, et l'étude par Chenot et Picq du pouvoir curateur du sang des bovidés sur la morve expérimentale du cobaye, pour en venir au mémoire fondamental de Metschnikoff sur l'immunité des lapins vaccinés contre le hog-choléra.

Cette affection, connue également sous le nom de pneumo-entérite de porcs, se prêtait admirablement en effet à ce genre d'études. Elle est due à un microbe bien déterminé par les travaux de Salmon, Cornil et Chantemesse, Selander, etc., malgré son pléomorphisme, caractérisé par le nom de *coccobacillus suinum* qui lui a été donné. Cette bactérie, inoculée au lapin, même en très petite quantité, détermine chez cet animal une septicémie mortelle rapide, avec une généralisation remarquable du microbe.

L'injection des toxines sécrétées par ce dernier reproduit, ainsi que l'a bien montré Selander, le tableau complet de la maladie due au microbe lui-même : hyperthermie suivie d'hypothermie, paralysie débutant par le train postérieur, convulsions agoniques, etc. La maladie provoquée chez le lapin par le *coccobacillus suinum* est donc à la fois une infection et une intoxication, et son étude présente par cela même un très grand intérêt général.

En outre, malgré la réceptivité des lapins, on peut assez facilement les vacciner contre le microbe du hog-choléra. Il suffit pour cela de leur injecter, dans le tissu sous-cutané, une faible quantité de sang chauffé à 80 degrés d'un animal mort de cette affection. De fortes doses étant toxiques, il faut procéder avec précaution, et répéter plusieurs fois ces injections. Ce procédé, dû à M. Selander, lui a permis, ainsi qu'à M. Metschnikoff, de conférer aux animaux une immunité extrêmement solide contre le virus mortel.

C'est le sang des animaux ainsi vaccinés que M. Metschnikoff a expérimenté, et il a reconnu que le sérum, injecté soit au même endroit que le sang virulent, soit dans des points très éloignés du lieu d'inoculation, manifeste des propriétés préventives constantes. Tel qu'on le retire des veines de l'animal vacciné, cinq jours après l'inoculation d'épreuve, il suffit, à la dose de 5 centimètres cubes, pour préserver un lapin contre la septicémie qui, dans les conditions ordinaires, l'aurait tué en cinq ou six heures ; et c'est tout au plus si l'animal présente au point d'inoculation du virus un peu de gonflement ou un abcès très circonscrit. Le sérum des animaux non vaccinés se montre, cela va sans dire, complètement inactif.

A quoi est dû ce pouvoir si remarquable du sérum ? Telle est la question que M. Metschnikoff a mis tout son soin à élucider. Il est impossible d'invoquer son action bactéricide : d'un côté, en effet, le coccobacille du hog-choléra se développe aussi facilement *in vitro* dans le sang des animaux vaccinés que dans celui des témoins. D'autre part, on peut, plusieurs heures et même plusieurs jours après l'inoculation, retrouver des microbes encore vivants dans le corps des animaux vaccinés, ce qui prouve que les humeurs ne possèdent pas chez l'animal vivant un pouvoir bactéricide bien actif.

De même en ce qui concerne les propriétés antitoxiques du sang, on peut se convaincre qu'elles n'existent ni dans l'intérieur de l'organisme, ni en dehors de lui. En effet, du sang virulent chauffé, laissé en contact plusieurs heures avec du sérum de lapin vacciné, se montre aussi toxique que le même sang virulent simplement étendu d'eau. D'autre part, les animaux vaccinés se montrent au moins aussi sensibles que les témoins à l'action des toxines du hog-choléra, preuve évidente que ces dernières ne sont ni neutralisées, ni détruites par les propriétés propres du sang.

Il était plus difficile de se placer dans de bonnes conditions d'expérimentation pour l'étude du pouvoir atténuant possible du sérum des animaux vaccinés. En effet, en inoculant le virus, cultivé sur ce milieu, on injecte forcément une petite quantité du milieu lui-même qui, dans l'espèce, manifeste ses propriétés préventives pouvant faire croire à une atténuation du microbe. D'autre part, un lavage consciencieux des bactéries amène fatalement une déperdition considérable dans leur nombre, ce qui expose à faire intervenir dans les expériences de contrôle, le facteur quantité dont on connaît l'importance dans l'histoire des virus.

Mais comme la mort survient fatalement dans toutes les expériences, bien qu'avec un retard bien considérable, on peut admettre, en faisant la part obligatoire des causes d'erreur ci-dessus mentionnées, que le sérum des animaux vaccinés contre le hog-choléra ne possède aucune propriété atténuante.

Du reste, on peut s'en convaincre indirectement, Selander ayant établi par ses recherches que la virulence du coccobacille et la quantité de toxines qu'il sécrète dans un temps donné, sont directement proportionnelles. Or, Metschnikoff, ensemençant en même temps du sérum ordinaire et du sérum provenant d'un lapin vacciné, a constaté qu'après cinq jours, les deux milieux de culture, chauffés à 60 degrés, possédaient des propriétés toxiques au moins égales. Du reste, ces expériences perdent un peu de leur importance d'alors, maintenant que le pouvoir atténuant des humeurs est à peu près complètement abandonné comme théorie générale de l'immunité.

Ce pouvoir préventif est-il une manifestation constante de l'état réfractaire de l'animal vacciné? On comprend l'importance de cette question, au point de vue de la détermination du critérium de l'immunité. Les expériences de M. Metschnikoff ne permettent pas de répondre affirmativement à cette interrogation. Les lapins traités par le sérum présentent une immunité passagère sans que leur sang entrave le moins du monde la marche de la maladie chez d'autres animaux. Inversement, M. Metschnikoff a vu mourir du choléra-hog des lapins dont le sang était pourtant préventif à la dose d'un demi-centimètre cube.

Si le sang n'est donc ni bactéricide, ni atténuant, ni anti-toxique, on doit donc admettre que ce n'est pas sur le microbe lui-même qu'il exerce son action, mais bien sur l'organisme de l'animal inoculé. Comment se manifeste cette action? M. Metschnikoff montre dans ses recherches que, pendant un temps assez long, on peut retrouver des bacilles vivants englobés dans l'intérieur des phagocytes; il constate également que le nombre des leucocytes est supérieur à la normale dans le sang des animaux traités avec le sérum, alors qu'il diminue rapidement chez les animaux témoins. Aussi se trouve-t-il en droit d'émettre l'hypothèse suivante que tous les travaux parus depuis sont venus confirmer : « Le sérum préventif, dans l'exemple du hog-choléra des lapins, agit en stimulant les phagocytes, en les rendant moins sensibles aux toxines, et en les excitant dans leur lutte contre les bactéries. »

Sérothérapie dans la septicémie aviaire. — Le remarquable travail de Metschnikoff a servi pour ainsi dire de modèle à d'autres auteurs dans la poursuite de la solution du même problème. La netteté avec laquelle sont posées et résolues ces importantes questions, fait en effet de ce mémoire sur l'immunité des lapins contre le hog-choléra, une sorte de plan général pour l'étude des propriétés si curieuses du sérum sanguin. Aussi ne peut-on que féliciter M. Sanarelli de l'avoir pour ainsi dire suivi pas à pas dans ses intéressantes recherches sur la genèse de l'immunité des cobayes vaccinés contre le vibrion de la septicémie aviaire.

Cette maladie, décrite pour la première fois par Gamaleia, chez le pigeon et les petits oiseaux, est facilement transmissible au cobaye chez lequel elle prend les allures d'une septicémie très aiguë. Elle est d'une étude facile, aussi avait-elle déjà servi à d'intéressants travaux expérimentaux de Pfeiffer, de Metschnikoff et surtout de Behring et Nissen qui avaient signalé le pouvoir bactéricide du sérum des cobayes vaccinés par opposition à l'inaction de celui des cobayes témoins. Cette vaccination est facilement obtenue par l'injection à plusieurs reprises des bouillons de culture stérilisés par un chauffage à 120 degrés.

Le sérum des animaux ainsi vaccinés possède au plus haut point des propriétés préventives et thérapeutiques. A la dose de 0,5^{cc} au point même d'inoculation, de 5 centimètres cubes, lorsque l'injection a lieu à distance, il suffit à protéger les animaux contre la maladie mortelle, sans qu'il se produise autre chose qu'un œdème ou une infiltration purulente peu étendue.

Les expériences de Behring et Nissen tendaient à faire jouer au pouvoir bactéricide du sérum un rôle prépondérant dans la genèse de ses propriétés préventives; mais les expériences de Sanarelli viennent réduire de beaucoup son importance.

En effet, poursuivant pendant plus longtemps les expériences des précédents auteurs, il établit que si les vibrions semblent pendant les 20 premières heures disparaître dans le sérum des cobayes vaccinés, ceux qui résistent commencent à proliférer après ce laps de temps, et, au bout de 3 ou 4 jours, la culture sur ce milieu ne le cède nullement en abondance à celle que l'on peut obtenir dans le sérum des cobayes neufs. Donc *in vitro*, le pouvoir bactéricide n'a qu'une importance relative, importance qui devient complètement nulle chez l'animal vivant. Avant M. Sanarelli en effet, M. Metschnikoff avait démontré que malgré ce pouvoir bactéricide, le vibrion aviaire, plus connu sous le nom de *vibrio Metschnikovii*, proliférait dans l'organisme du cobaye vacciné et même y acquérait la propriété de se développer ensuite d'emblée dans le sérum recueilli *in vitro*, sans en subir l'action nuisible.

Le pouvoir atténuant ne saurait non plus être invoqué comme cause du pouvoir préventif; car loin d'affaiblir la virulence du microbe, la culture dans le sérum des animaux vaccinés semble au contraire l'exalter, de telle sorte que le repiquage de cette culture sur bouillon donne naissance à des vibrions d'une virulence presque toujours supérieure à leur virulence originelle. Du reste, il semble établi maintenant, ainsi que nous l'avons vu dans notre livre sur l'immunité, que le séjour d'un microorganisme dans le corps d'un animal réfractaire, a presque toujours pour résultat d'exalter son pouvoir pathogène.

Il semble en être de même de ses propriétés de sécrétion de poisons; car les cultures sur sérum d'animal vacciné se sont toujours montrées, à volume égal, plus toxiques que les cultures du sérum normal; et inversement les animaux vaccinés, malgré leur pouvoir préventif, sont plus sensibles aux toxines du vibrion aviaire et sont tués par des doses insuffisantes pour amener la mort des cobayes neufs.

Les recherches de M. Sanarelli viennent également donner raison à l'hypothèse de M. Metschnikoff en ce qui concerne le rôle prépondérant des phagocytes dans le processus de guérison dû à l'action du sérum. Cet auteur en avait déjà signalé l'importance dans la genèse de l'immunité des cobayes vaccinés. M. Sanarelli montre que chez les animaux traités par le sérum, une leucocytose, plus ou moins marquée mais constante, se produit.

Les globules blancs qui ne se montrent qu'en très faible quantité au point d'inoculation chez les animaux témoins, envahissent au contraire le théâtre de la lutte chez les cobayes traités par le sérum, et englobent rapidement les vibrions qu'ils font ensuite disparaître par digestion intra-cellulaire. En un mot les différentes phases du processus sont absolument semblables à celles que nous avons signalées dans le hog-choléra. Aussi la similitude presque absolue de ces résultats expérimentaux dans deux affections bien distinctes, donne-t-elle une portée plus générale aux conclusions qu'on peut en déduire.

Sérothérapie dans le charbon symptomatique. — Ce serait pourtant un tort que de vouloir étendre ces données dans tous leurs détails à toutes les maladies expérimentales. Nous verrons plus loin que, dans la diphtérie et le tétanos, maladies, il est vrai, d'un ordre tout spécial, l'action du sérum s'exerce d'une manière aussi probante sur la toxine que sur le microbe lui-même. Mais voici une autre affection, qui ne peut comme ces dernières être regardée comme purement toxique, et dans laquelle le mélange avec le sérum rend inoffensif le liquide très actif des cultures. C'est le charbon symptomatique étudié récemment à ce point de vue par M. Duenschmann.

Due au bacterium Chauvæi, bacille strictement

anaérobie, cette affection propre surtout aux grands ruminants, peut facilement être provoquée chez le cobaye, dont elle amène la mort en quelques heures. Les lapins se montrent, au contraire, relativement réfractaires à cette affection. Pour renforcer leur immunité naturelle, M. Duenschmann leur inocule dans la veine de l'oreille une petite quantité de virus vivant; puis, lorsque l'animal a repris son poids, on peut lui injecter une même quantité de sang charbonneux dans les muscles de la cuisse. Il se produit un petit abcès, à la suite duquel l'animal se montre réfractaire à de nouvelles inoculations.

Il est curieux de constater d'abord que le sang des lapins neufs, malgré leur immunité relative, n'exerce aucune action préventive sur les animaux sensibles comme le cobaye, et que la toxine sécrétée par le bacterium Chauvæi, que M. Duenschmann a pu obtenir à un degré d'activité assez grande pour provoquer des accidents mortels chez le cobaye, à la dose de 1 cc. 5 à 2 cc.; que cette toxine, dis-je, se montre également toxique pour le lapin, animal assez résistant à l'action du virus vivant.

Le sérum des lapins vaccinés possède au contraire un pouvoir préventif assez net pour protéger le cobaye à la dose de 2 à 5 cc. Il faut néanmoins attendre quelque temps après la vaccination de l'animal pour utiliser son sérum, car il semble que ce dernier est, pendant les premiers temps, doué de propriétés toxiques, et amène la mort du cobaye injecté à la dose de 5 à 10 cc. L'action préservatrice, beaucoup moins nette que dans le choléra-hog et la septicémie aviaire, peut néanmoins se manifester si le sérum est injecté à distance, ou peu avant l'inoculation du virus. En aucun cas, elle n'a pu arrêter ou modifier la marche de la maladie une fois déclarée.

L'intérêt du travail de M. Duenschmann est surtout dans l'action du sérum sur la toxine du charbon symptomatique. Cette dernière exerce en effet une action nécrosante très intense, qui est complètement neutralisée lorsqu'on mélange à la dose mortelle un volume égal de sérum préventif. Dans certains cas même, ce dernier, injecté une heure avant la toxine, a pu se montrer efficace. Il y a loin de cette action antitoxique au pouvoir prodigieux du sérum antidiphtéritique et du sérum antitétanique, que nous étudierons plus loin; mais néanmoins les recherches de M. Duenschmann montrent dans le charbon symptomatique une intéressante transition entre les maladies où le pouvoir antitoxique est absolument nul et celles où au contraire, il semble au premier abord exercer une action prépondérante.

Si nous nous sommes un peu étendus sur ces recherches beaucoup moins concluantes que celles de M. Metschnikoff et de M. Sanarelli, c'est uniquement pour bien montrer combien en bactériologie on doit se méfier des généralisations précoces, et que, si, au fond, les lois doivent rester les mêmes, il est toujours téméraire de vouloir raisonner sur une affection microbienne donnée en se basant sur des recherches ayant porté sur une maladie différente. C'est certainement à ces conclusions trop hâtivement générales, qu'on est redevable du grand nombre de théories trop absolues, qui ont jusqu'à maintenant obscurci l'histoire à la fois si simple et si complexe de l'immunité.

CHAPITRE III

LA SÉROTHÉRAPIE DANS LA TUBERCULOSE

Recherches de MM. Richet et Héricourt. — Transfusion péritonéale du sang de chien. — Le sang de chèvre : travaux de MM. Bertin et Picq. — La chèvre et le chien, relativement réfractaires à la tuberculose aviaire, sont sensibles à la tuberculose humaine. — Vaccination du chien contre la tuberculose humaine. — Prévention des enfants nés de parents tuberculeux (Pinard).

Aussitôt après leur découverte des propriétés curatrices du sang du chien contre l'infection par le staphylococcus pyosepticus, MM. Richet et Héricourt songèrent au parti qu'on pouvait tirer de ce phénomène dans la thérapeutique humaine, et s'attaquèrent d'emblée à la maladie la plus redoutable, c'est-à-dire la tuberculose, dont la guérison est, à juste titre, l'objectif le plus passionnant des recherches médicales actuelles.

Dans une série de communications faites soit à l'Académie des sciences soit à la Société de biologie, et dont la première date du 5 novembre 1888, ces auteurs établirent qu'en transfusant du sang de chien à des lapins, on retardait chez ces derniers animaux l'évolution de la tuberculose, et qu'on parvenait même à l'arrêter, si le sang transfusé provenait de chiens préalablement soumis à une infection bacillaire, infection dont ces animaux triomphaient du reste sans exception. Les applications de ce procédé à l'homme furent aussitôt tentées, et dans une communication à la Société de biologie du 24 janvier 1891, MM. Richet et Héricourt rapportèrent une série de résultats encourageants, mais non concluants en faveur de leur méthode.

Mais bientôt les désillusions commencèrent et les nombreux auteurs qui expérimentèrent le nouveau remède constatèrent que, à la suite d'une amélioration habituelle, mais passagère, de l'état général du malade, la tuberculose reprenait bientôt sa marche inexorable. Des succès partiels et inconstants furent également les seuls résultats des recherches de Bertin et Picq sur les propriétés antituberculeuses du sang de chèvre. L'amélioration obtenue, en effet, ne semble présenter aucune spécificité, et les injections de sérum de chien semblent être douées de propriétés stimulantes dont l'effet paraît avoir été au moins aussi favorable dans d'autres cachexies que dans la tuberculose. En résulte-t-il que la méthode doive être condamnée, et ne doit-on pas plutôt chercher dans l'application que dans le principe lui-même la raison de ces insuccès relatifs?

Aussi semble-t-il qu'il faille recommencer *ab ovo* toutes les expériences de MM. Richet et Héricourt et de MM. Bertin et Picq, parce qu'elles pèchent par la base, ainsi que leurs auteurs l'ont du reste parfaitement reconnu. Ces recherches remontent déjà à quatre années environ, et à cette époque il n'était fait aucune différence entre le bacille de la tuberculose humaine et celui de la tuberculose aviaire. Ce dernier, beaucoup plus facilement cultivable sur les milieux artificiels, était presque exclusivement employé dans les recherches des laboratoires et c'est sur lui qu'avaient porté les observations de MM. Richet et Héricourt. Or depuis, on a reconnu entre ces deux microorganismes un certain groupe de caractères distinctifs, portant principalement sur leurs propriétés pathogènes, qui ont permis de les considérer sinon comme des espèces distinctes, au moins comme deux variétés assez éloignées pour qu'il soit impossible de généraliser de l'une à l'autre tous les résultats expérimentaux.

Or, justement, l'un de ces principaux caractères est la réceptivité relativement considérable du chien pour la tuberculose humaine, opposé à l'immunité de cet animal vis-à-vis du bacille de la tuberculose aviaire. Les recherches de Colin et Nocard, Charles Seegen, Cadiot, Gilbert et Roger établirent également que la chèvre ne pouvait pas non plus être considérée comme un animal réfractaire au bacille de Koch; il en résulte qu'on ne pouvait guère s'étonner outre mesure de l'insuffisance des résultats, puisque le but, qui consistait à introduire dans le corps du tuberculeux le sérum d'un animal réfractaire, n'était nullement atteint.

Malheureusement, il était plus facile de constater les fautes de la méthode que d'y porter un remède efficace; car, parmi les animaux de laboratoire, aucun ne se montre assez réfractaire à la tuberculose humaine pour que l'on puisse songer à l'employer pour combattre cette affection. Il fallait donc avoir recours à la production d'un état d'immunisation artificielle, méthode qui, au point de vue sérothérapique, a constamment donné de meilleurs résultats que l'utilisation des animaux doués d'une immunité naturelle.

Mais là aussi les difficultés surgissent, et malgré les résultats positifs de leurs expériences, les recherches de MM. Grancher et Hippolyte Martin, celles de MM. Courmont et Dor montrent bien que la vaccination contre la tuberculose est loin d'être parvenue au degré de perfection désirable pour que l'on puisse en obtenir des résultats d'ordre pratique.

Néanmoins, MM. Courmont, Richet et Héricourt sont arrivés à un résultat assez intéressant pour faire espérer que le dernier mot n'a pas encore été dit sur cette question. Ils ont, en effet, reconnu que les chiens inoculés avec le bacille de la tuberculose aviaire, tout en ne présentant que de très légers accidents, acquéraient une résistance considérable contre la tuberculose humaine. Il est donc permis d'espérer qu'à cette immunité se rattache un pouvoir préventif utilisable, bien que nous sachions qu'entre ces deux phénomènes il n'y a pas un rapport absolument constant.

De toutes manières, le traitement avec le sérum des chiens ainsi vaccinés sera plus rationnel que l'injection du sérum de chiens neufs, et mérite d'être expérimenté en raison de son innocuité probable. Cette conclusion est également celle à laquelle est arrivée M. Babès, dans sa communication au congrès de la tuberculose de 1893.

De toutes manières, si l'on ne peut penser que, du jour au lendemain, la marche de la tuberculose pourra être enrayée et le malade définitivement guéri, on peut espérer que le sérum des animaux vaccinés pourra être utilisé préventivement chez les individus présentant un bon terrain de culture pour l'implantation du bacille de Koch. Il semble que, par cette méthode, M. Pinard ait diminué la mortalité des enfants issus de tuberculeux. Malheureusement, il ne s'agit là que de phénomènes cliniques contingents, et la question, en raison de sa capitale importance, gagnerait à être remise sur le chantier expérimental.

CHAPITRE IV

LA SÉROTHÉRAPIE DANS LA RAGE

Comparaison entre la sérothérapie et la méthode pastorienne. — Travaux de MM. Babès et Lepp, Babès et Cerchez. — Expériences de MM. Guido Tizzoni et Schwarz. — Le sérum agit sur l'organisme et non sur le virus. — Conclusions de MM. Babès et Talasescu sur l'utilisation du sérum antirabique chez les animaux de même espèce.

On sait trop peu de chose de précis sur la nature du virus de la rage, pour que nous nous étendions beaucoup sur ce sujet. Nous ne pouvons que rappeler tous les efforts infructueux faits pour isoler, cultiver ou même colorer un microorganisme auquel on puisse attribuer la genèse de cette affection. Néanmoins la localisation très nette de l'agent pathogène sur le système nerveux, et principalement sur le bulbe, permet d'expérimenter sur ce virus avec autant de certitude que si l'on opérait avec des cultures microbiennes pures, et les nombreux travaux qui ont eu l'étude de la rage pour objet, ont montré combien pouvait être féconde l'observation des effets, malgré l'ignorance relative des causes.

La vaccination contre la rage après morsure a donné des résultats si merveilleux, attestant si complètement la perfection de la méthode employée, que toute modification possible au mode opératoire est d'un intérêt plutôt théorique que pratique. Aussi la sérothérapie dans cette affection ne sera-t-elle probablement jamais un procédé d'élection.

Néanmoins il est permis de se demander si le principe lui-même de la vaccination contre la rage ne se rapproche pas singulièrement du principe même du traitement par le sérum. Nous n'apprendrons pas au lecteur que la cure antirabique consiste en injections d'une émulsion de moelle de lapin mort de la rage; cette moelle recueillie aseptiquement est ensuite desséchée en vase clos et perd progressivement sa virulence par la dessiccation. On commence le traitement par l'inoculation de moelles déjà anciennes (14 jours environ), pour arriver progressivement à l'injection de moelle fraîche. Le traitement intensif consiste à franchir rapidement les premières étapes, pour arriver en quelques jours à l'inoculation de moelles très virulentes.

Si l'on analyse cette méthode, on voit que la préservation est due à l'absorption d'un mélange de virus actif et de l'organe même dans lequel il s'est développé; on est en droit de se demander quel est des deux l'agent efficace. Est-ce le virus atténué et la vaccination antirabique doit-elle être comparée aux vaccinations contre le charbon à l'aide de bactéries peu virulentes? L'efficacité après morsure semble devoir mal se concilier avec cette hypothèse. N'est-ce pas plutôt au tissu nerveux lui-même, modifié par l'élément pathogène, qu'est due l'action préservatrice? et cette explication se rapproche bien davantage de l'opinion de M. Pasteur qui admet dans la moelle rabique un élément virulent et un élément vaccinant, distincts l'un de l'autre; le premier disparaissant beaucoup plus vite que le second sous l'influence de la dessiccation.

Il est certain que cette hypothèse est singulièrement corroborée par les recherches des auteurs qui ont expérimenté l'action sur le virus rabique du sérum sanguin des animaux vaccinés contre la rage et ont essayé d'en tirer des déductions thérapeutiques.

Le premier essai dans ce sens a été fait par MM. Babès[1] et Lepp, qui, dans un mémoire datant de 1889, rapportent les résultats encourageants que leur avaient donnés les injections de sang de chien vacciné faites à d'autres animaux. Deux

1. M. Babès, dans une récente communication à l'Académie de médecine, réclame en sa faveur la priorité de la découverte du principe de la sérothérapie. Il est certain que son travail sur la rage constitue la première expérimentation du pouvoir préventif du sérum des animaux vaccinés. Néanmoins ce procédé est tellement voisin de la méthode de MM. Richet et Héricourt, utilisant le sérum d'animaux à immunité renforcée par des injections microbiennes, qu'il est dfificile de trancher la question en faveur de l'un ou l'autre.

chiens traités par cette méthode survécurent sur quatre inoculés; quant aux lapins, ils présentèrent après l'inoculation une survie beaucoup plus longue que celle des animaux témoins.

Dans de nouvelles expériences, rapportées en 1891, les mêmes résultats furent obtenus par MM. Babès et Cerchez. Ces auteurs constatèrent également que le contact de sang de chien vacciné avec le virus rabique, prolongé plusieurs heures, a pour résultat de rendre le mélange inoffensif, manifestant ainsi des propriétés préservatrices suffisamment marquées. Encouragés par ces résultats, MM. Babès et Cerchez essayèrent d'employer sur l'homme ce nouveau mode de vaccination. Pour cela ils se servirent soit de sérum de chien immunisé, soit de sérum d'homme vacciné. Sur 12 individus traités, on n'observa qu'un seul décès, preuve que la méthode n'est pas sans efficacité, mais qu'elle reste néanmoins inférieure aux vaccinations intensives, suivant le système de Pasteur.

Aussi ne doit-on accueillir qu'avec une extrême réserve la substitution de cette méthode à l'immunisation pastorienne, préconisée, — plutôt théoriquement que pratiquement, il est vrai — par MM. Guido Tizzoni et Schwarz. Dans un très remarquable travail paru en 1892, ces observateurs, arrivent à des conclusions qui ne sont pas sans analogie avec celles de Babès. D'après eux toutefois, l'inconstance des résultats de cet auteur est due surtout au choix de l'animal fournissant le sérum. Ils ont constaté en effet que si le sang des lapins vaccinés rendait rapidement inactif, *in vitro*, une dose assez considérable de virus rabique, le sérum des chiens présentait une activité beaucoup moins grande. Il en était de même dans les expériences sur l'immunisation des animaux, et le sérum employé se montrait efficace dans ses effets préventifs et curatifs, d'une manière proportionnelle au degré de vaccination de l'animal fournissant le sérum.

Dans leurs expériences, ils ont reconnu que le sérum agissait plutôt sur l'organisme que sur le virus lui-même. Car si l'animal traité vient à mourir après une survie considérable, l'inoculation de son bulbe détermine la mort dans les délais normaux, ce qui prouve que le virus n'est nullement atténué. Poussant plus loin leur analyse, MM. Tizzoni et Schwarz ont cherché à isoler la substance à laquelle le sérum doit ses propriétés, et ont reconnu qu'elle ne dialyse pas et est précipitable par l'alcool, ce qui la rapproche des albumines, que, comme les enzymes, elle est très soluble dans la glycérine, et comme les globulines, précipite par le sulfate de magnésie.

Nous voyons donc par ce court aperçu que si, pour les raisons que nous avons exposées plus haut, ces recherches ne sont probablement pas appelées à recevoir une sanction pratique, elles présentent néanmoins un très grand intérêt théorique au point de vue de la portée générale de la méthode sérothérapique, en en montrant l'efficacité dans une affection aussi éloignée que la rage, du type ordinaire des maladies infectieuses.

Toutes ces conclusions ont été corroborées par de nouvelles recherches de M. Babès, qui, en 1892, et récemment encore en collaboration avec M. Talasescu, a établi l'efficacité du sérum des animaux vaccinés contre la rage, en attirant l'attention sur ce fait intéressant que le sérum des animaux vaccinés se montre surtout efficace sur les animaux de même espèce, c'est-à-dire que le sérum de lapin agit surtout chez le lapin, et celui du chien chez le chien.

CHAPITRE V

LA SÉROTHÉRAPIE DANS LA FIÈVRE TYPHOÏDE

Le microbe de la fièvre typhoïde. — Caractères morphologiques, microscopiques, chimiques. — Propriétés pathogènes. — Le bacille d'Eberth et le bacterium coli. — *La toxine typhique.* — Effets sur le cobaye. — Localisation sur l'intestin. — L'exaltation du bacterium coli. — *Vaccination des animaux.* — Méthode d'élection par l'injection des produits solubles. — *Le sérum antityphique.* — Travaux de MM. Brieger, Kitasato et Wassermann, Bruschettini, Stern. — Mémoires de MM. Chantemesse et Widal, Sanarelli. — Résultats expérimentaux. — *Applications à la fièvre typhoïde humaine.* — Recherches de MM. Chantemesse et Widal, Demel et Orlandi. — *Mode d'action du sérum antityphique.* — Pas de propriété bactéricide, atténuante ou antitoxique. — Stimulation de la diapédèse et de la phagocytose. — Numérations de Bargellini.

Le bacille d'Eberth. — L'agent pathogène de la fièvre typhoïde, dont la spécificité a été longtemps l'objet de discussions encore incomplètement épuisées, est un bacille décrit pour la première fois par Gafky, mieux étudié par Eberth, et popularisé surtout en France par les beaux travaux de MM. Chantemesse et Widal.

Ses cultures ne présentent pas grand caractère

spécifique. Sur agar, une traînée blanchâtre un peu translucide ; sur gélatine, des colonies un peu plus opaques, s'entourant lorsqu'elles sont dans l'épaisseur de la substance d'une auréole brunâtre ; enfin sur pomme de terre, une sorte de glacis ne modifiant pas la coloration du milieu et surtout visible par réflexion. Sur les milieux colorés artificiellement, ce microbe semble avoir une certaine affinité pour la substance colorante ; là-dessus était basée la méthode de Gasser, qui se servait de gélose fuchsinée, méthode qui a été reconnue depuis, insuffisamment caractéristique.

Au microscope, sa morphologie est très variable ; tantôt long, tantôt court, présentant parfois une lacune lui donnant la forme d'une navette, il présente comme un de ses caractères les plus constants sa mobilité, due à la présence de nombreux cils vibratiles qu'on peut mettre en évidence à l'aide de la coloration spéciale de Löffler. Il se reproduit par simple scissiparité, et l'on ne lui connaît pas de formes durables, c'est-à-dire de spores. Il est difficile également à caractériser par les réactifs colorants ; il prend en effet facilement les couleurs d'aniline, mais les abandonne avec une égale facilité aux agents décolorants ; il ne reste pas coloré par la méthode de Gram.

Peu difficile sous le rapport de ses aliments, il pullule facilement dans les milieux contenant de très faibles quantités de matières nutritives ; aussi se conserve-t-il très longtemps dans l'eau, et peut même s'y reproduire pour peu qu'elle contienne un peu de matières organiques. Les caractères chimiques de ses bouillons de culture sont plutôt négatifs. D'après les recherches de Perdrix, un des meilleurs réactifs pour sa différenciation d'avec le bacterium coli, avec lequel on a souvent voulu l'identifier, est le bouillon lactosé, ou le lait; car le bacille d'Eberth est impuissant à attaquer la lactose, alors que le bacille du côlon la transforme facilement en acide lactique. L'absence d'indol dans les cultures du bacille typhique est également un bon mode de différenciation.

Les inoculations aux animaux ont été pendant longtemps invoquées par les adversaires de la spécificité du bacille d'Eberth, en raison du peu de rapport entre les lésions produites et celles de la fièvre typhoïde humaine. Les souris en effet meurent rapidement en ne présentant aucune lésion caractéristique. Néanmoins MM. Chantemesse et Widal avaient pu obtenir en un cas la tuméfaction des plaques de Payer chez le cobaye. Ces deux auteurs et en même temps M. Sanarelli, en exaltant la virulence du microbe par des passages successifs chez le cobaye, sont arrivés à produire chez cet animal une affection constante, caractérisée par la congestion de toutes les muqueuses et spécialement de la muqueuse intestinale dont l'épithélium desquame en masse et dont les follicules lymphoïdes sont très tuméfiés. Seule la marche de la température est différente et caractérisée par une hypothermie aboutissant à la mort. M. Sanarelli donne du reste de cette différence d'excellentes raisons sur lesquelles nous n'avons pas à nous appesantir ici.

Malgré tous ces caractères, on ne peut méconnaître les grandes affinités qui semblent unir le bacterium coli commun et le bacille typhique et l'on peut comprendre que certains observateurs, comme les savants de l'école de Lyon, se soient laissé aller jusqu'à ne vouloir voir dans le microbe d'Eberth qu'une variété de bacille du côlon, appuyés dans leur opinion par les descriptions nombreuses d'espèces éberthiformes, trouvées dans les eaux et étudiées particulièrement par Cassebat.

Il n'est pas défendu de supposer que, dans le transformisme plus rapide qui semble présider à la formation des espèces microbiennes, le bacille typhique et le bacterium coli ont une origine commune; la ressemblance de leurs caractères semble l'indiquer; mais on peut dire, avec les partisans de la spécificité du bacille d'Eberth que, dans aucun cas, on n'est arrivé au bacille typhique, en partant du bacille du côlon ou réciproquement, et que, du moment où cet effort, qui a été si complètement couronné de succès en ce qui concerne les différents streptocoques pathogènes, est resté encore infructueux, toute tentative d'identification est au moins prématurée.

La toxine typhique. — C'est surtout par l'étude de la toxine typhique que Sanarelli a été amené à se prononcer en faveur de la spécificité du bacille d'Eberth. Sans chercher à l'isoler, comme l'avait tenté, sans grand succès d'ailleurs, Brieger qui en faisait tout d'abord une ptomaïne, puis avec Frankel la décrivait comme une toxo-albumine, suivant ainsi la mode du moment, Sanarelli a expérimenté le bouillon de culture du bacille typhique et est arrivé à des résultats beaucoup plus précis que ses devanciers, au point de vue des phénomènes produits. Il a reconnu en effet que les souris ou les lapins, souvent employés, étaient de mauvais réactifs de la toxine typhique et a constaté que chez le cobaye, on arrivait à produire une affection tout à fait analogue à celle qui résulte de l'inoculation du bacille lui-même. En effet l'animal meurt bientôt en présentant un météorisme douloureux, correspondant comme lésion à une desquamation étendue de la muqueuse intestinale, qui est envahie par le bacterium coli ; ce dernier a exalté sa virulence sous l'influence de la toxine typhique, et ajoute à l'intoxication un élément infectieux capital.

Ces très intéressantes expériences de Sanarelli jettent un jour tout nouveau sur la pathogénie de la fièvre typhoïde, et établissent le rôle complexe du bacille typhique, de sa toxine, et du bacterium coli de l'intestin, qui, d'après ces expériences, s'exalte sous l'influence de la toxine typhique, et disparaît de l'intestin chez les animaux vaccinés contre le bacille d'Eberth. Ces données nouvelles modifient tellement les notions en cours sur la fièvre typhoïde et nous la présentent comme une maladie si différente des simples infections ou des simples intoxications, étudiées auparavant, qu'on ne doit pas se décourager des insuccès de la méthode sérothérapique obtenus jusqu'ici ainsi que nous allons le voir, dans la fièvre typhoïde humaine. On peut espérer en effet que, maintenant, avec des notions plus positives sur la pathogénie de la maladie, on pourra plus efficacement combattre l'agent pathogène dans ses différents moyens de nuire.

Vaccination des animaux. — Le premier pas qui a été fait dans cet ordre d'idées a été la vaccination des animaux contre le bacille typhique, vaccination que MM. Chantemesse et Widal avaient obtenue dès 1888, en injectant aux souris de petites doses de bouillon de culture typhique préalablement stérilisé par la filtration. Cette méthode est préférable par sa constance à celle qui consiste à inoculer le virus vivant en doses croissantes, laquelle a souvent pour résultat de provoquer chez les animaux des suppurations et des eschares.

Elle est également supérieure par sa simplicité à celle de Brieger, Kitasato et Wassermann ; ces auteurs, après avoir chauffé les cultures à 80 degrés, les concentrent et les traitent par l'alcool pour obtenir une substance, d'après eux vaccinale, mais qui, par suite de son mode même de préparation, peut contenir encore des germes vivants et provoquer ainsi des accidents.

La méthode de vaccination par les produits solubles est donc le procédé d'élection, et l'on arrive au même résultat, soit qu'on emploie, comme Chantemesse et Widal, la stérilisation par la filtration au filtre Chamberland, soit qu'on se serve de la chaleur en portant les cultures à 120 degrés, comme l'a fait Sanarelli. L'injection doit être toujours très surveillée, car les animaux sont très sensibles à cette toxine, et accusent ses effets sur leur organisme par une diminution de poids constante, mais pouvant varier de 2 pour 100 à 17 pour 100 suivant la dose ou le moment plus ou moins rapproché des injections. L'immunisation est acquise vers le troisième ou quatrième jour. Pour la vaccination, comme pour la production de la fièvre typhoïde expérimentale, l'animal d'élection est le cobaye; le lapin étant d'une sensibilité beaucoup trop grande au bacille typhique.

Le sérum préventif. — C'est à Brieger, Kitasato et Wassermann, que revient l'honneur d'avoir signalé les premiers les propriétés préventives ou curatives du sérum des animaux vaccinés contre la fièvre typhoïde. Après eux, plusieurs auteurs ont étudié la question, et le laboratoire a été unanime à attester l'existence de ses propriétés.

Néanmoins quelques-unes de ces expériences ne sont pas, comme nous le verrons plus loin, à l'abri de toute critique, et il est certain que les recherches de Bitter et de Bruschettini qui ont expérimenté sur le lapin, ne seraient pas de nature à établir d'une manière certaine le pouvoir curateur du sérum. Plus concluantes étaient les expériences de Stern; mais en se servant du sérum de sang d'hommes ayant eu la fièvre typhoïde, il introduisait un élément nouveau très intéressant au point de vue clinique, mais moins rigoureux au point de vue expérimental.

Ce sont surtout les mémoires, parus simultanément, de Sanarelli et de Chantemesse et Widal, qui établirent sur des bases solides les remarquables effets préventifs et curateurs du sang des animaux vaccinés. De leurs recherches il résulte que, si l'on injecte soit avant, soit au moment même de l'inoculation du virus, une faible quantité de sérum pris à un animal vacciné, on rend absolument impossible le développement de la fièvre typhoïde, un 1/2 centimètre cube suffit lorsque l'inoculation du virus et du sérum sont faites au même point et en même temps, tandis qu'il en faut environ 2 centimètres cubes, lorsque l'injection est faite sur un point différent ou antérieurement à l'introduction du bacille.

La rapidité avec laquelle la fièvre typhoïde expérimentale évolue chez le cobaye, qu'elle tue en 18 à 20 heures, pouvait faire craindre que le sérum ne se montre impuissant à l'arrêter dans sa marche foudroyante. Néanmoins, en intervenant une demi-heure ou 1 heure après l'infection, on arrive presque sûrement à juguler la maladie; Sanarelli est même parvenu à sauver un cobaye en lui injectant dans le péritoine 6 cc. de sérum curateur, 5 heures après l'inoculation, c'est-à-dire 6 ou 7 heures seulement avant la terminaison fatale.

Dans des expériences de contrôle, le sérum des animaux non vaccinés, cobayes ou lapins, s'est montré inefficace ou à peu près.

Expérimentant, comme l'avait Stern, les propriétés du sang d'hommes ayant acquis l'immunité contre la fièvre typhoïde par des attaques antérieures, MM. Chantemesse et Widal sont arrivés aux mêmes résultats que ceux de l'auteur allemand : 6 fois sur 6, le sérum a manifesté nettement un pouvoir curateur énergique. Ces propriétés semblent d'autant plus puissantes qu'on est plus rapproché de l'infection préservatrice. Dans les expériences de Stern, 5 fois sur 7, le sérum s'est montré efficace chez des sujets dont la fièvre typhoïde datait de 2 jours à 1 an. 3 fois sur 7 seulement, il s'est montré actif chez des individus, chez lesquels la maladie remontait de 1 an à 17 ans. Enfin, chose curieuse, 2 fois sur 14, le sérum d'hommes n'ayant jamais été atteints de cette affection, a manifesté un pouvoir antityphique bien net. Dans les recherches de Chantemesse et Widal, ce fait a été rencontré 1 fois sur 3 expériences.

Applications à la fièvre typhoïde humaine. — Ces faits de laboratoire étaient trop concluants et trop encourageants, pour qu'on n'ait pas cherché aussitôt à appliquer ces nouvelles données au traitement de la fièvre typhoïde humaine. Malheureusement les résultats cliniques n'ont pas encore répondu à ce qu'on était en droit d'en attendre. Dans les deux observations de leur mémoire de 1892, MM. Chantemesse et Widal ont obtenu un résultat presque nul; car la température un moment abaissée a vite repris son ascension et la maladie n'a nullement été influencée dans son évolution générale. Ils n'ont pas été plus heureux dans deux nouveaux cas qu'ils ont rapportés à la Société médicale des hôpitaux en janvier 1893.

De nouveaux essais thérapeutiques ont été publiés au Congrès de Rome par MM. Demel et Orlandi. Leurs observations sont intéressantes en ce que ces auteurs se sont servis de sérum d'animaux vaccinés contre le bactérium coli, sérum qui s'est montré actif chez les animaux contre l'infection typhique. Les résultats obtenus chez l'homme semblent être encourageants, bien que les auteurs soient peu précis sur la nature de l'amélioration qu'ils signalent; aussi doit-on attendre, croyons-nous, que leurs conclusions soient corroborées par de nouvelles expériences. En somme, au point de vue pratique, la sérothérapie dans la fièvre typhoïde est une question à l'étude et l'on ne doit pas désespérer d'un résultat heureux qu'il est déjà permis d'entrevoir.

Mode d'action du sérum antityphique. — Au point de vue théorique, il est intéressant d'étudier dans quelques détails, les propriétés antityphiques du sérum des animaux vaccinés contre le bacille d'Eberth. Les avis sont partagés, et chacun des modes d'action, que nous avons signalés plus haut, a été tour à tour invoqué pour expliquer ce pouvoir préventif et curateur. Bruschettini a cherché à établir que le sang des lapins vaccinés contre la bacille typhique présente *in vitro* vis-à-vis de ce microbe des propriétés bactéricides beaucoup plus marquées que celles du sérum des lapins normaux. Mais Stern, expérimentant sur le sang humain, est arrivé à des résultats diamétralement opposés et a constaté que le bacille d'Eberth pullulait avec plus de facilité dans le sérum provenant d'individus ayant eu la fièvre typhoïde que dans celui des sujets n'ayant jamais eu cette affection.

Du reste, nous savons qu'on ne peut nullement conclure de ce qui se passe *in vitro* aux phénomènes qu'on peut observer dans l'organisme vivant. Or il résulte absolument des expériences de Sanarelli que le bacille typhique inoculé à des cobayes vaccinés, non seulement n'y est pas immédiatement détruit, comme cela aurait lieu en cas d'action bactéricide, mais encore peut s'y conserver plus de 6 jours, et être, après ce délai, isolé des viscères de l'animal, qui du reste ne présente aucun symptôme morbide.

De ces mêmes expériences on peut conclure que le sang des animaux vaccinés n'exerce sur ce bacille d'Eberth aucune action atténuante; bien plus le microbe qui a séjourné aussi pendant 5 ou 6 jours dans le corps d'un animal vacciné, a notablement renforcé sa virulence. En effet les cultures obtenues tuent les cobayes en huit heures avec les lésions caractéristiques.

D'après les travaux de Bitter, Bruschettini et Stern, on admettait que l'action du sérum devait être rapportée à ses propriétés antitoxiques. Ces différents auteurs ont en effet injecté des mélanges de toxine typhique et de sérum d'animaux vaccinés, et ont obtenu des survies ou des prolongations d'existence chez les animaux expérimentés. Néanmoins leurs expériences ne semblent pas être à l'abri de tout reproche. Bitter avait obtenu 15 décès sur 20 expériences, et chez des lapins survivants on pouvait, en raison de sa manière de procéder, invoquer aussi bien une accoutumance à la toxine qu'une véritable action antitoxique du sang. Bruschettini employait une toxine non stérilisée et ses expériences peuvent se rapporter plutôt à un pouvoir anti-infectieux qu'à une propriété antitoxique.

Quant à Stern, le choix qu'il avait fait des souris comme animal d'expérimentation, entache déjà ses expériences, qui du reste peuvent s'interpréter d'une manière différente; car le sang, laissé à l'étuve avec le virus typhique, devenait bientôt mortel pour les souris, ce qui prouve que le pouvoir antitoxique était bien fragile, s'il avait jamais existé.

Les expériences très bien conduites de Sanarelli établissent d'une manière absolument concluantes que le sérum des animaux vaccinés est incontestablement dénué de toute action antitoxique. Au contraire, les cobayes vaccinés se montrent beaucoup plus sensibles que les témoins vis-à-vis de l'action des toxines typhiques, phénomènes déjà constaté dans la maladie pyocyanique et l'infection par les microbes du choléra-hog, de la septicémie aviaire, et de la pneumonie. Cette sensibilité aux poisons sécrétés par le microbe d'Eberth, semble bien éloigner l'idée d'une influence quelconque du sang sur ces toxines; du reste l'expérience directe le conduit aux mêmes conclusions. Les animaux, inoculés avec un mélange de toxine et de sérum provenant de lapins ou de cobayes vaccinés et même hypervaccinés, moururent à peu de chose près dans le même délai que les animaux témoins.

Puisqu'il ne s'agit ni d'action bactéricide, ni d'action antitoxique, on est donc bien obligé d'admettre une propriété particulière, une stimulation de l'organisme aboutissant à la destruction de l'agent pathogène. Dans nos études sur l'immunité, nous avons été amenés à admettre la phagocytose comme principal et constant agent de protection de l'organisme. Il semble que le sérum des animaux vaccinés exerce sur les phagocytes une action excitante spéciale qui les pousse à la diapédèse et se traduit par des chiffres qui se passeraient de commentaire. Bargellini, étudiant le nombre de leucocytes contenus dans 1 cc. de liquide de l'exsudat péritonéal dans la fièvre typhoïde expérimentale du cobaye, est arrivé aux résultats suivants : cobaye normal, 5022; — cobaye vacciné, 97156; — cobaye traité par du sérum, 84240. On peut donc dire que l'injection du sérum préventif exerce une influence sur la diapédèse et la phagocytose, et que c'est dans cette action, qu'il faut voir, plutôt que dans une propriété bactéricide ou antitoxique, l'origine de l'immunité conférée par le sang des animaux vaccinés.

CHAPITRE VI

LA SÉROTHÉRAPIE DANS LA PNEUMONIE

Le pneumocoque. — Ses caractères, ses propriétés pathogènes. — *La toxine pneumonique.* — Peu active dans les cultures. — Recherches d'Issaeff sur la toxicité du sang des lapins tués par le pneumocoque à virulence exaltée. — *Vaccination des animaux.* — Méthode d'élection par macération filtrée d'organes d'animaux tués par le pneumocoque. — *Le sérum antipneumonique.* — Culture du pneumocoque dans le sérum des animaux vaccinés. — Développement faible et tardif *in vitro.* — Exaltation de la virulence. — Absence du pouvoir antitoxique établi par M. Issaeff contrairement aux conclusions de MM. G. et F. Klemperer. — *Applications à la pneumonie humaine.* — Observations de MM. G. et F. Klemperer, Foa et Carbone, Foa et Scabia, Janson, Audéoud. — *Sérum antistreptococcique.* — Vaccination. — Travail de Mironoff.

Le pneumocoque. — Le microorganisme pathogène de la pneumonie franche chez l'homme, entrevu par Talamon, mieux décrit par Fränkel et Netter, n'est autre qu'un coccus antérieurement connu sous le nom de microbe de la septicémie salivaire et que MM. Pasteur, Roux et Chamberland avaient rencontré dans la salive d'un enfant mort de la rage. Son importance est aujourd'hui hors de doute, et les partisans de la pluralité des microbes de la pneumonie lobaire, comme Weichselbaum, Jurgensen, Finkler, ne comptent aujourd'hui que de très rares adhérents.

Le pneumocoque est facilement reconnaissable par ses caractères morphologiques et biologiques. Au microscope, il se présente sous forme d'éléments rarement isolés, souvent groupés deux par deux sous forme de diplocoque, moins fréquemment en chaînettes de 5 ou 6 sous l'apparence de streptocoque. La forme des éléments est absolument caractéristique. Au lieu d'être arrondi comme la plupart des cocci, le pneumocoque est au contraire ovale et présente deux extrémités effilées qui l'ont fait comparer à un grain de blé ou d'orge, à une lancette. Cette dernière comparaison est assez juste; aussi le pneumocoque est-il également connu sous le nom de coccus lancéolé de Fränkel. Lorsque plusieurs éléments sont groupés, c'est par les extrémités effilées qu'ils viennent se mettre en contact. Enfin le caractère le plus net que l'on rencontre dans les exsudats, ou dans les cultures sur milieux albumineux, est la présence d'une capsule albumineuse colorable, qu'il ne faut pas confondre avec le halo clair qui entoure souvent les autres microorganismes.

Le pneumocoque est immobile et prend facilement les couleurs d'aniline. Il n'est pas décoloré par la méthode de Gram.

Avec quelques soins, il est facile d'obtenir des

cultures de pneumocoque. Il faut tenir compte de ce qu'il ne se développe pas au-dessous de 24 degrés; aussi se sert-on pour l'isoler, de plaques ou de tubes à la gélose nutritive, qu'on maintient à l'étuve. Les colonies apparaissent bientôt, rondes, transparentes et comparables à des gouttes de rosée. Au bout de 48 heures leur développement est complet, et il faut se hâter de les repiquer sur un milieu nouveau; car, à partir de ce moment, leur virulence et leur vitalité diminuent, au point de ne plus donner de nouvelles cultures après 5 ou 6 jours. Il semble que cette fragilité soit due à la sécrétion par le microorganisme d'un acide qui exerce ensuite sur lui une influence néfaste, le pneumocoque ne se développant qu'en milieu alcalin.

Il est peu difficile au point de vue de son alimentation gazeuse. Se développant bien au contact de l'oxygène, il peut facilement pulluler dans les milieux qui en sont privés. C'est donc un anaérobie facultatif, et même, dans ces conditions, il conserve plus longtemps sa vitalité et sa virulence : cette dernière s'accroît même par ce mode de culture.

Le pneumocoque est pathogène pour un certain nombre d'animaux. Mais le lapin et la souris sont les animaux de choix pour l'étude du pneumocoque. L'inhalation, ou l'inoculation sous-cutanée de ce microbe est suivie chez eux d'une affection mortelle, alors que ce dernier mode d'infection reste souvent inactif chez le cobaye, le chien, le rat, sensibles néanmoins à l'inoculation pulmonaire.

La toxine pneumonique. — La maladie produite par le pneumocoque est une infection proprement dite plutôt qu'une intoxication analogue à celle du tétanos ou de la diphtérie. En effet, le pneumocoque semble ne pas sécréter de poisons très abondants et très actifs. Les cultures artificielles légèrement toxiques pendant les 3 ou 4 premiers jours après l'ensemencement, deviennent presque inoffensives par la suite, principalement lorsque la réaction acide est apparue. La neutralisation automatique du milieu par la chute régulière de quelques gouttes de carbonate de soude, non plus que la culture anaérobie, n'augmentent pas sensiblement la toxicité des cultures. Les modes d'extraction de Foa et Bonome par le sulfate d'ammoniaque, de G. et F. Klemperer par l'alcool absolu, ont donné plutôt des substances vaccinales que des matières vraiment toxiques. Néanmoins Foa et Carbone ont réussi à tuer des lapins en 6 jours en leur inoculant le précipité produit dans les cultures non chauffées, par l'action de l'alcool absolu, le sulfate de magnésie ou le sulfate d'ammoniaque.

Issaeff, ayant reconnu que la toxicité des cultures était proportionnelle à la virulence du microbe, a cherché à exalter cette dernière par des passages successifs dans le péritoine des lapins. Au bout de 10 ou 12 passages, le sang des animaux perd la propriété de se coaguler, et devient extrêmement toxique et virulent.

M. Issaeff recueille aseptiquement ce sang, le traite par son volume d'eau stérilisée, légèrement alcalinisée, et contenant 1 pour 100 de glycérine, puis il filtre ce mélange au filtre Chamberland. Ce produit est alors assez toxique pour causer la mort de l'animal à la dose de 1 pour 100 de son poids. L'exsudat péritonéal se montre également très toxique, celui des chiens encore plus que celui des lapins.

Vaccination des animaux. — La vaccination des animaux est facile. On peut l'obtenir chez le lapin, soit à l'aide du virus vivant, atténué ou non, procédé dangereux qui tue un grand nombre des animaux en expérience, soit à l'aide de cultures sur bouillon ou sérum stérilisées par le filtre Chamberland, soit enfin à l'aide de sang, d'exsudats ou de suc d'organes d'animaux morts d'infection pneumococcique. Dans une très intéressante revue critique, notre ami Mosny donne cette dernière méthode comme procédé d'élection. Les organes hachés aussitôt après la mort, sont mis à macérer dans le double de leur poids d'eau, en présence d'un antiseptique (thymol ou essence de moutarde), la putréfaction détruisant rapidement le pouvoir vaccinant. Au bout de 24 heures, après plusieurs filtrations sur papier, on stérilise à l'aide de la bougie Chamberland. Le liquide ainsi obtenu confère aux lapins une immunité solide, sans les exposer, comme les autres procédés, à maigrir et à mourir cachectiques au bout de trois ou quatre semaines.

Le sérum antipneumonique. — Ce furent Foa et Carbone, puis Emmerich et Fawitzky qui établirent que l'on pouvait prémunir et même guérir les lapins ou les souris inoculés avec le pneumocoque, à l'aide du sérum des animaux vaccinés. Tous les auteurs qui se sont depuis occupés de cette question, Krouse et Pansini, G. et F. Klemperer, Janson, Arkharoff, Mosny, Issaeff, Bunze Federn, sont arrivés au même résultat. Le sérum se montre d'une très grande activité et deux à quatre gouttes de sérum de lapin vacciné, prélevé le vingt-quatrième jour de l'immunisation, suffisent à prémunir une souris contre l'affection mortelle.

A la dose de 8 cc., le sérum des lapins vaccinés a réussi, entre les mains de MM. G. et F. Klemperer, à arrêter la septicémie pneumococcique chez 12 lapins, infectés depuis 24 heures. Nous devons néanmoins faire quelques réserves sur ces expériences, ainsi que sur celles de M. Arkharoff; ce dernier auteur se servait de cultures âgées de 10 à 40 jours; or nous avons vu la fragile vitalité du pneumocoque et sa perte rapide de virulence dans les milieux artificiels. Quant aux observations de MM. G. et F. Klemperer, il est probable qu'eux aussi se sont servis de pneumocoques relativement peu virulents; car ce microbe, au degré de virulence expérimenté par M. Issaeff, tue le lapin en 10 ou 15 heures.

De toutes manières, quel que soit le degré du pouvoir thérapeutique du sang des animaux vaccinés, cette propriété est aujourd'hui hors de doute; mais son interprétation a été également très variable suivant les auteurs et la théorie générale de l'immunité qu'ils avaient adoptée.

Les premiers expérimenteurs, Foa et Carbone, Emmerich et Fawetzky, attribuèrent ce pouvoir préventif au pouvoir bactéricide. Mais ce dernier ne put être mis en évidence par les recherches de Behring et Nissen, de G. et F. Klemperer. Nous devons à Mosny et Issaeff des observations très circonstanciées sur le développement comparatif du pneumoccoque dans le sérum des animaux sains et celui des animaux vaccinés. Tous deux admettent l'influence nocive de ce dernier, tout en contestant qu'il exerce sur le microbe une action mortelle.

En effet, tandis que le sérum de lapin normal ensemencé avec le pneumocoque se trouble rapidement en acidifiant le milieu et en formant au bout de quarante-huit heures un épais dépôt au fond du tube, le sérum des animaux vaccinés conserve pendant longtemps sa limpidité et son alcalinité; ce n'est qu'au bout de plusieurs jours que la culture apparaît, acidifiant progressivement le milieu et conservant pendant six ou sept semaines sa vitalité et sa virulence, propriétés qui disparaissent au bout de trois ou quatre jours dans le sérum des animaux témoins. La morphologie des microbes n'est pas très modifiée; ils présentent quelquefois une forme un peu plus arrondie, mais M. Issaeff conteste formellement la production de formes involutives, pseudobacillaires, décrites par M. Arkharoff.

Il est donc hors de doute qu'il existe une différence entre le sang des animaux neufs et celui des animaux vaccinés considérés comme milieu de culture. Faut-il néanmoins songer à attribuer l'action du sérum thérapeutique à ce pouvoir soi-disant bactéricide qui ne s'oppose qu'imparfaitement à la culture bactérienne : il faudrait pour cela que tous les milieux (et ils sont nombreux) qui n'offrent pas au pneumocoque un excellent terrain de développement, soient doués aussi de propriétés préventives. Or pour ne pas quitter les sérums, celui du chien, modérément réceptif pour le coccus lancéolé, exerce, d'après les recherches de Mosny, sur le développement de ce microbe, une action analogue à celle du sérum des lapins vaccinés. Or MM. Foa et Scabia ont établi que le sérum d'un chien, même précédemment inoculé avec du pneumocoque, n'exerce sur le lapin ou la souris aucune action préventive.

Du reste l'exemple encore plus frappant du vibrion de la septicémie aviaire nous a montré que, en fait de pouvoir bactéricide, on ne pouvait généraliser des faits observés *in vitro*, à ce qui se passe dans l'intérieur de l'organisme. Or M. Issaeff a établi qu'on pouvait retrouver le microbe encore vivant dans l'œdème des lapins vaccinés, inoculés depuis 18 à 24 heures avec le pneumocoque virulent. Il est vrai que, dans ces cas-là, le microbe ne donne plus que des cultures dénuées de pouvoir pathogène.

Étant donnée l'insuffisance évidente de cette explication par le pouvoir bactéricide, on a supposé que le sérum des animaux vaccinés agissait non sur la vitalité, mais sur la virulence du microbe, et qu'il fallait attribuer son pouvoir préventif à ses propriétés atténuantes. M. Roger, inoculant aux lapins des cultures de pneumocoque sur sérum d'animaux vaccinés, constatait que, dans certains cas, les animaux guérissaient ou ne succombaient qu'avec un retard marqué. Il voulait voir là l'effet d'une atténuation du microbe, ne tenant point compte du pouvoir préventif du sérum, propriété encore inconnue au moment de ses expériences. Ses conclusions ont été reprises plus récemment par Arkharoff, mais nous avons déjà vu que l'insuffisance de la technique de ce dernier auteur pouvait jeter sur les résultats de ses observations une légitime suspicion, d'autant que, dans des expériences très bien conduites, notre ami Mosny avait reconnu que la virulence des cultures peu abondantes obtenues sur le sérum des animaux vaccinés, était plutôt supérieure à celle des cultures sur sérum normal.

La question a été reprise par M. Issaeff. Cet auteur a établi d'une part, que, en lavant les micro-organismes pour les débarrasser du sérum qui leur est adhérent et que l'existence de la capsule rend d'une séparation difficile, on arrive, malgré la diminution considérable du nombre des microbes résultant des manipulations nécessaires, à produire la mort des animaux ainsi inoculés dans un délai beaucoup plus court que chez ceux qui ont reçu la même culture non lavée. Dans d'autres expériences, le même auteur a démontré que le pneumocoque sécrète ses toxines aussi bien dans le sérum des animaux vaccinés que dans les autres milieux, et que les cultures sur bouillon, provenant du repiquage des pneumocoques développés sur le sérum primitif, se montrent toujours beaucoup plus virulentes que la culture mère. De ces expériences, on peut donc conclure que le sérum des animaux vaccinés n'exerce aucune action atténuante sur le microbe de la pneumonie.

Reste l'hypothèse d'une action antitoxique. C'est

à elle que se sont rangés G. et F. Klemperer dans leurs remarquables travaux. Ils arrivent à cette conclusion à la suite d'expériences sur la neutralisation *in vitro* des toxines pneumococciques par le sérum des lapins vaccinés. Or la faible toxicité des cultures dont se sont servis ces auteurs ne permet peut-être pas de résoudre complètement la question : aussi leur affirmation ne semble pas aller sans quelque hésitation. De là, la contradition apparente avec les résultats de M. Issaeff qui, lui, refuse toute action antitoxique au sérum préventif.

Opérant avec des toxines beaucoup plus actives que celles de MM. G. et F. Klemperer, ce dernier auteur constate que le mélange des poisons pneumococcique avec le sérum des lapins vaccinés se montre aussi toxique que leur dilution dans n'importe quel liquide inerte. D'autre part, il ne peut admettre que dans l'organisme, le sérum des animaux vaccinés puisse agir sur les toxines, car ces derniers se sont montrés toujours plus sensibles aux toxines pneumococciques que les animaux témoins, reproduisant ainsi le phénomène que nous avons déjà constaté à propos du hog-choléra et du *vibrio Metschnikowii*.

Le sérum antipneumonique n'est donc ni bactéricide, ni atténuant, ni antitoxique. A ces conclusions négatives, Issaeff vient ajouter l'affirmation du pouvoir stimulant, qu'exerce sur la phagocytose le sérum des animaux vaccinés. Chez les animaux traités par le sérum, il se produit en effet, au point d'inoculation, un œdème très marqué mais très passager ; car il disparaît complètement en vingt-quatre heures. Si l'on étudie sous le microscope quelques gouttes de la sérosité de cet œdème, on y trouve une quantité considérable de phagocytes, contenant pour la plupart des pneumocoques dans leur intérieur. En maintenant quelques heures ces gouttes à la température de 36 à 38 degrés, on peut voir les microorganismes proliférer dans l'intérieur de la cellule tuée par ce changement de milieu, puis en amener la rupture et envahir tout le champ du microscope.

Chez les animaux témoins, au contraire, l'œdème local est beaucoup plus tardif, la diapédèse leucocytaire peu marquée, et les phénomènes de phagocytose difficiles à mettre en évidence. Il est donc hors de doute que l'action du sérum préventif a pour effet de provoquer au point d'inoculation du virus une lésion locale liée à une diapédèse considérable aboutissant à l'englobement des pneumocoques vivants par les leucocytes.

Application à la pneumonie de l'homme. — De pareils résultats expérimentaux étaient bien faits pour encourager des essais de thérapeutique humaine, les recherches de MM. Klemperer ayant du reste établi l'innocuité absolue du sang antipneumonique inoculé à l'homme sain. D'autre part, l'homme semble réagir vis-à-vis du pneumocoque comme les animaux expérimentés. En effet les mêmes auteurs ont constaté que le sang ou la sérosité des vésicatoires des pneumoniques pouvait, une fois la crise produite, prémunir les lapins contre la septicémie pneumococcique.

Forts de ces observations, MM. G. et F. Klemperer poursuivirent leurs recherches en injectant à des pneumoniques le sérum des lapins vaccinés. Les résultats obtenus furent assez encourageants. Dans une première série de 6 cas, ils constatèrent de six à douze heures après l'injection de 6 centimètres cubes de sérum, l'abaissement de la température, le ralentissement du pouls et de la respiration. Dans 4 cas, la température tomba à 37 degrés et s'y maintint dans deux observations. Une seconde série d'expériences porta sur 12 malades auxquels ils injectèrent dans la région fessière de 5 à 10 centimètres cubes de sérum de lapin vacciné. Dans 5 cas, la crise se produisit peu après, et dans les 7 autres, on put également constater un amendement notable des symptômes.

Peu de temps après, MM. Foa et Carbone rapportèrent un cas de pneumonie arrêtée au quatrième jour de son évolution par deux injections consécutives de 5 centimètres cubes de sérum de lapin vacciné.

Dans une nouvelle série de 10 observations,

MM. Foa et Scabia observèrent 8 fois l'apparition de la crise le soir ou le lendemain d'une première injection de 5 à 7 centimètres cubes de sérum. Dans les deux autres cas la crise ne survint que du neuvième au sixième jour.

M. C. Janson a également, dans 10 cas de pneumonie franche, pratiqué l'inoculation sous-cutanée de doses de sérum de lapin vacciné, variant de 5 à 27 centimètres cubes. Dans un seul cas, il n'obtint aucun résultat. Dans toutes les autres observations, l'injection fut suivie d'un abaissement de la température qui chez cinq malades s'accompagna de l'apparition de phénomènes critiques.

Enfin plus récemment Audeoud a injecté à deux malades du sérum provenant du sang d'un pneumonique convalescent. Dans un premier cas, un abaissement notable de la température suivit une première injection, pratiquée le quatrième jour de la maladie, et une seconde amena la crise définitive le sixième jour. Dans la seconde observation, l'inoculation du sérum, faite le cinquième jour de l'affection, fut suivie quinze heures après, d'une crise décisive.

Tous ces résultats sont, comme on le voit, des plus encourageants; et il est probable que si la matière première, c'est-à-dire le sérum de lapin vacciné contre le pneumocoque, n'était pas d'une production aussi difficile, les observations seraient plus nombreuses. L'objectif actuel devrait être de trouver une source plus abondante de sérum actif, et nous espérons que les brillants résultats des auteurs précités seront confirmés par la pratique courante.

Sérum antistreptococcique. — Malgré l'énorme importance qu'il occupe dans la pathologie humaine, le streptocoque n'a donné lieu qu'à peu d'essais sérothérapiques. Aussi ne rentrerons-nous pas dans de grands détails à son sujet. Nous rappellerons simplement que suivant son degré de virulence et son lieu d'inoculation, il peut donner lieu à des septicémies, des érysipèles, des inflammations suppuratives ou non en venant soit s'implanter primitivement, soit compliquer presque toutes les maladies infectieuses en s'associant à leur bactérie pathogène. Son histoire serait trop longue à faire ici, et nous renvoyons le lecteur à nos précédents travaux sur ce microorganisme, un des plus intéressants par son importance pratique et les nombreuses questions théoriques que soulèvent les conditions de ses variations de virulence.

La vaccination contre le streptocoque est difficile. Tentée sans succès par Lingelsheim et Behring, l'immunisation des animaux a été réussie pour la première fois chez le lapin, par M. Roger, qui se servait pour cela de cultures anaérobies sur bouillon, chauffées ensuite à 110 degrés. Par la même méthode, M. Mironoff, dans un travail où il semble avoir souvent oublié de citer ceux qui ont, avant lui, étudié le streptocoque, n'a obtenu que des résultats inconstants, preuve nouvelle de la difficulté d'expérimenter sur ce microbe si protéiforme dans ses propriétés biologiques et pathogènes. Cet auteur est parvenu à conférer aux lapins une immunité assez stable en leur injectant d'abord des cultures stérilisées, puis des cultures virulentes à doses graduellement croissantes. Néanmoins cette immunité est toujours relative.

Le sérum des animaux ainsi traités offre un bon milieu de culture pour le streptocoque, qui s'y développe abondamment, donnant naissance à des microorganismes aussi virulents d'après M. Mironoff, dénués de propriétés pathogènes d'après M. Roger. Il semble que, pour arriver à cette dernière conclusion, M. Roger n'ait pas tenu compte du pouvoir préventif du sérum, non connu lors de ses expériences et mis hors de doute par les recherches de M. Mironoff. Entre les mains de cet auteur, le sérum des animaux vaccinés aurait, à la dose de 3 à 5 centimètres cubes par kilogramme d'animal, prémuni des lapins contre des doses mortelles de virus vivant, et aurait même exercé une influence favorable sur la septicémie streptococcique en évolution. Il se serait montré impuissant à modifier les processus locaux produits par l'inoculation du streptocoque.

Ces expériences sont bien vagues et ne font espérer que de très loin des applications pratiques à la pathologie humaine. Du reste les résultats cliniques sont jusqu'à présent négatifs, et M. Roux a essayé sans succès de traiter les diphtéries avec association de streptocoques par le sérum antidiphtérique mélangé avec du sérum de lapin immunisé contre l'érysipèle, qui lui avait été fourni par M. Marchoux.

CHAPITRE VII

LA SÉROTHÉRAPIE DANS LE CHOLÉRA

Le vibrion cholérique. — Ses caractères. — Difficultés de différenciation d'avec d'autres espèces vibrioniennes. — Ses effets pathogènes. — La péritonite cholérique. — Les associations microbiennes du vibrion de Koch ; leur rôle dans la genèse du choléra humain (travaux de Metschnikoff). — *La toxine cholérique.* — Sa nature : recherches de Wesbrook. — *La vaccination anticholérique.* — Méthodes de Gamaleia, d'Haffkine. — Objections : diversité des variétés vibrioniennes : différence entre la péritonite cholérique et le choléra humain. — *Le sérum anticholérique.* — Propriétés préventives du sang de certains animaux (cheval, poule) à l'état normal. — Propriétés préventives du sang humain, chez les individus sains, chez ceux qui ont eu le choléra, chez les habitants des villes habituellement indemnes dans les épidémies cholériques. — *Mode d'action du sérum anticholérique.* — Pouvoir préventif dû, non à une propriété bactéricide ou antitoxique, mais à la stimulation phagocytaire.

Le vibrion cholérique. — Si la découverte du vibrion cholérique, faite par Koch en 1884, n'a pas d'emblée obtenu l'unanimité des bactériologistes, et si la spécificité de ce microbe rencontre encore maintenant des adversaires convaincus, comme Drasche, cela tient à deux causes principales, toutes deux d'ordre technique. Tout d'abord, la morphologie du bacille virgule ne présente pas de caractères assez tranchés pour le différencier nettement d'un grand nombre d'autres vibrions, ni assez constants pour que le type en soit parfaitement défini. D'autre part, malgré son pouvoir pathogène sur les cobayes, on n'était pas jusqu'à ces derniers temps parvenu à reproduire chez les animaux à l'aide de cultures, une maladie analogue au choléra humain. Nous ne rentrerons pas dans les détails de cette longue controverse, hors du cadre de notre sujet, et nous nous bornerons à consigner ici les faits nécessaires à la compréhension des phénomènes sérothérapiques observés dans le choléra.

Le nom de bacille virgule, sous lequel le vibrion cholérique est surtout connu, indique bien la forme la plus fréquente sous laquelle on l'observe, bien que sa longueur, sa largeur, sa courbure soient sujettes à des changements qui font de ce microorganisme un des meilleurs exemples du pléomorphisme bactérien. Sa mobilité est un de ses caractères les plus habituels ; elle est due à la présence de cils vibratiles placés à chaque pôle du microbe. Le nombre de ces cils n'est pas absolument constant. Nicolle et Morax, qui ont étudié ce point particulier, ont constaté que, en dehors d'un échantillon de vibrion indien, immobile et dépourvu de cils, les bacilles cholériques de diverses provenances pouvaient être divisés en deux groupes, le premier présentant un seul cil vibratile, le second en possédant quatre, également ou inégalement groupés aux deux pôles. Ce caractère leur a semblé peu variable pour chaque espèce quelles que soient les conditions de la culture.

Le bacille du choléra est une espèce aérobie et a une tendance à former un voile sur les liquides. Peut-il se développer en l'absence d'oxygène? Scholl prétend que, dans ces conditions, il végète en produisant une toxine beaucoup plus active; mais Wesbrook a échoué dans toutes ses cultures faites en l'absence d'oxygène.

Les caractères des colonies ne sont guère plus spécifiques. Elles présentent sur tous les milieux une teinte blanc grisâtre, commune au plus grand nombre des bactéries. M. Gruber, qui a fait une étude très minutieuse de la différenciation du bacille virgule, prétend que le seul signe vraiment caractéristique du vibrion cholérique est présenté par l'aspect des toutes jeunes colonies sur des plaques de gélatine à 10 pour 100. Elles doivent toujours avoir des contours irréguliers et présenter une surface couverte de granulations grossières. Mais M. Metschnikoff, avec sa grande expérience en cette matière, rejette ce caractère comme inconstant. S'il est, en effet, relativement facile d'isoler, par le procédé donné par cet auteur, les vibrions d'un liquide dont on veut faire l'examen bactériologique, il est ensuite extrêmement délicat de les différencier les uns des autres. En dehors des spirilles de Finckler Prior, de Deneke, de Gamaleia, connus depuis longtemps, on a isolé des eaux, des déjections humaines, etc., un grand nombre d'espèces vibrioniennes pouvant être confondues avec le bacille virgule.

On a espéré, en vain, que la chimie pourrait réussir là où la morphologie échouait. Le fait que le vibrion de Koch prend la coloration par la méthode de Gram permet de le différencier de quelques espèces, mais non de toutes. Il liquéfie rapidement la gélatine; mais ce caractère est variable et nullement spécifique. La réaction de l'indol (coloration rose par l'addition d'acide dans une culture sur peptone alcaline), considérée comme caractéristique par Koch, est facilement mise en évidence dans les cultures du vibrion avicide de Gamaleia, et il semble qu'on ne doit pas accorder une plus grande spécificité à la production de nitrites dans les bouillons où le bacille virgule s'est développé.

Reste la virulence. Or celle-ci est également très variable. Par inoculation dans le péritoine des cobayes, on provoque une affection mortelle connue sous le nom de péritonite cholérique et qui n'a aucune analogie avec le choléra humain. Cette dernière maladie se rapproche complètement, en effet, du type toxique, tandis que la péritonite cholérique des cobayes relève nettement de l'infection. Aussi la plupart des observations ayant été faites sur la maladie expérimentale du cobaye, rien ne prouve qu'elles soient applicables au choléra intestinal; nous verrons plus loin que tel est l'avis de M. Metschnikoff. Les expériences sur l'homme sont, bien entendu, très délicates, néanmoins ce dernier auteur a pu, par cet héroïque moyen, mettre hors de doute le rôle pathogène du bacille de Koch.

Mais cela n'est pas suffisant, et ainsi que cela arrive pour la plupart des faits scientifiques, très simples à première vue et dont la complexité n'apparaît que par la multiplicité des recherches, de nouvelles observations montrent que l'ingestion du bacille de Koch n'est pas la seule condition nécessaire de l'apparition du choléra, et que ce microbe peut exister d'une manière indéniable dans l'eau potable sans provoquer aucune épidémie.

M. Sanarelli, en effet, a trouvé un vibrion indubitablement cholérique dans l'eau de Versailles, alors que cette ville s'est toujours fait remarquer par son immunité contre le choléra.

Les recherches de M. Metschnikoff l'ont amené à faire jouer un rôle capital à la composition de la flore intestinale. Il a reconnu, en effet, qu'on peut provoquer un choléra analogue à celui de l'homme en faisant ingérer le bacille virgule à des lapins nouveau-nés, dont l'intestin n'a pas encore été contaminé par les nombreuses espèces microbiennes qui en font leur habitat ordinaire. Isolant ensuite les différents microbes de l'intestin, il a constaté que, si quelques espèces pouvaient favoriser le développement du bacille virgule, la grande majorité des commensaux habituels du tube digestif s'y opposait d'une manière assez complète, pour qu'on voie dans cet antagonisme la raison des insuccès de l'expérimentation, et de l'immunité de certains individus contre le choléra. Cette notion nouvelle est d'un grand intérêt, parce qu'elle montre une fois de plus que la clef de bien des phénomènes contradictoires d'épidémiologie doit être recherchée dans le rôle des associations microbiennes, l'infection expérimentale monomicrobienne ne se rapprochant que rarement des conditions de la clinique.

La toxine cholérique. — De toutes manières, une fois qu'il a pris possession de l'intestin, le bacille virgule y sécrète un poison qui, résorbé, tue par intoxication. Cette toxine, étudiée par Gamaleia, Hueppe et Scholl, etc., a fait l'objet d'un très intéressant travail de Wesbrook qui a cherché à en déterminer la nature chimique.

Après avoir constaté, comme les auteurs précédents, que, sur les milieux albumineux, le bacille virgule sécrétait une substance qui pouvait, suivant les doses, tuer les cobayes ou les immuniser contre la péritonite cholérique, cet auteur a cultivé le vibrion de Koch sur un milieu ne contenant aucune substance albuminoïde, et dans lequel l'aliment azoté était représenté par l'asparaginate de sodium. Après filtration, le liquide a montré les mêmes propriétés immunisantes et toxiques, bien que la réaction du biuret ne puisse y déceler aucune matière protéique; ceci tend à prouver que, suivant l'opinion depuis longtemps émise par M. Duclaux, les albumoses, toxalbumines, etc., décrites par les auteurs comme des toxines pures, ne sont pas autre chose que des mélanges de toxine et de matières protéiques, la nature de la première restant encore inconnue, mais se rapprochant des diastases par sa facile destruction par la chaleur.

Vaccination anticholérique. — Si la question de l'étiologie du choléra humain est restée jusqu'à ces derniers temps fort embrouillée, il en est de même de l'étude des propriétés préventives du sang chez les individus réfractaires à cette maladie. Chez les animaux vaccinés contre la péritonite cholérique, il est hors de doute que le sérum sanguin possède même à des doses très faibles, la propriété de prévenir contre cette affection les cobayes, qui se montrent les animaux les plus sensibles à la péritonite vibrionienne.

Cette vaccination est relativement facile à obtenir. Les recherches de Ferran, Gamaleia, Haffkine ont montré que l'inoculation du virus atténué avait pour résultat de prémunir les animaux contre une infection ultérieure. Ce dernier auteur a cherché à faire passer dans la pratique humaine la vaccination anticholérique en se servant soit de vibrions atténués par l'aération continue et injectés dans le tissu sous-cutané, soit de l'inoculation de corps de microbes tués par l'action de l'acide phénique. On obtient les mêmes résultats par l'injection de petites quantités de cultures filtrées.

Il semble donc, au premier abord, que la vaccination contre le choléra humain doive être facile à obtenir. Mais là, nous nous heurtons à deux sortes de difficultés. D'abord, ainsi que nous l'avons vu, bien que le bacille virgule ne constitue probablement qu'une espèce, on trouve dans les choléras de diverses provenances des différences de forme, de mobilité, de virulence, qui permettent d'admettre des races distinctes. Aussi est-on en droit de se demander si un animal rendu réfractaire à un de ces vibrions, est immunisé contre toute la série. La chose est probable dans un grand nombre de cas. Gamaleia a vu que les animaux vaccinés contre le vibrion avicide le sont également contre le bacille virgule. Sanarelli, qui a étudié spécialement cette question au point de vue de l'identification des vibrions, a trouvé que, si cette vaccination réciproque s'observait dans beaucoup de cas, on ne pouvait pas la considérer comme absolument constante.

Mais là n'est pas la plus grave objection qu'on

puisse faire aux vaccinations anticholériques humaines. Nous avons insisté sur la différence capitale qui existe entre la péritonite cholérique expérimentale du cobaye et du choléra humain. Dans la première de ces affections, le microbe se trouve dans l'intimité même des tissus, où il pullule abondamment si rien ne vient s'opposer à son développement. C'est une infection typique contre laquelle les animaux vaccinés luttent suivant les recherches de MM. Metschnikoff, Pfeiffer et Issaeff, au moyen d'une phagocytose active.

Chez l'homme, rien de cela. Le microbe reste pour ainsi dire extérieur à l'organisme. Il pullule dans l'intestin où, si elle se produit, la phagocytose ne peut être bien active. Là, il sécrète ses poisons qui, résorbés, donnent lieu aux phénomènes de l'intoxication cholérique. Le processus est donc tout autre, aussi n'est-ce pas une question oiseuse que de se demander si les moyens de prévention efficaces contre la péritonite cholérique se montrent également actifs dans le choléra intestinal.

Les dernières recherches de M. Metschnikoff, qui a pu provoquer chez les jeunes lapins un choléra intestinal typique, établissent en effet que cette restriction doit être faite ; car les animaux vaccinés avec les produits microbiens et les microbes vivants, ont succombé à la maladie aussi facilement que les témoins, tout en résistant à la péritonite cholérique.

Les deux affections ne sont donc pas, malgré toute leur analogie, les deux termes d'une équation physiologique. Aussi M. G. Klemperer est-il mal fondé à faire de l'action préventive du sérum, une constante de l'immunité contre le choléra chez les individus qui présentent cette propriété. Il est intéressant en effet d'étudier dans quelles conditions apparaît le pouvoir préventif du sang contre la péritonite cholérique.

Le sérum anticholérique. — Cette propriété est assez constante chez les animaux vaccinés pour que MM. Pfeiffer et Issaeff aient voulu s'en servir pour différencier le bacille virgule d'autres vibrions analogues. D'après ces auteurs, si le sérum retiré à un animal vacciné contre le bacille virgule préserve un cobaye neuf contre le vibrion étudié, celui-ci appartient sûrement à l'espèce cholérique; dans le cas contraire il doit être considéré comme non cholérique. D'un autre côté, l'immunité donnée par le vibrion cholérique se maintient vis-à-vis de cette même espèce pendant trois mois et se perd pour les espèces différentes en dix ou quinze jours. Si donc un animal vacciné trois mois auparavant contre le vibrion cholérique ou ses produits, résiste à l'injection d'un vibrion, celui-ci est le vibrion du choléra; si l'animal meurt, le vibrion en question doit être exclu de l'espèce cholérigène. Mais l'expérience a démontré que ce mode de différenciation n'était guère plus sûr que les autres et conduisait à des résultats paradoxaux : en effet par cette méthode, M. Pfeiffer a rejeté comme non cholérique un vibrion qui lui a été envoyé par l'institut Pasteur, et qui n'était autre que celui isolé dans le choléra asiatique à Massouah par M. Pasquale, et reconnu comme cholérique dans un autre travail de M. Pfeiffer lui-même en 1892.

Chez les animaux non vaccinés, on constate du reste quelquefois un certain pouvoir préventif du sérum contre la péritonite cholérique, et on a considéré le cheval comme fournissant habituellement un sang anticholérique assez actif. MM. Pfeiffer et Issaeff sont très affirmatifs sur ce point; mais M. Metschnikoff n'a pu obtenir des résultats semblables à ceux de ces auteurs, ce qui montre que là encore il ne s'agit pas d'une vérité bien définie, mais variable soit avec le cheval employé, soit avec le vibrion expérimenté. Ce dernier auteur a reconnu en revanche que le sang de la poule possédait des propriétés préventives à partir de 4 centimètres cubes.

Chez l'homme, les divergences sont encore plus grandes. M. G. Klemperer a constaté le premier que le sang des personnes qui n'ont pas eu le choléra, peut préserver le cobaye contre l'infection par le bacille virgule. Cette propriété est si fréquente que sur six individus examinés par

M. Klemperer, trois l'ont présenté d'une façon assez nette pour préserver les cobayes à la dose de 2 cent. cubes et même de 1 cent. cube contre une dose mortelle du vibrion cholérique. M. Lazarus a obtenu un résultat positif avec le sang de la seule personne n'ayant pas eu le choléra, qu'il a étudiée.

M. Metschnikoff a reconnu 5 fois la propriété préventive du sang sur 12 examens, dont 3 ont porté sur des médecins, dont le témoignage en ce qui concerne l'absence du choléra dans leurs antécédents présente une importance particulière.

On peut en conclure que la moitié des Européens possèdent dans leur sérum sanguin des substances qui préservent les cobayes contre une infection mortelle. Faut-il en conclure, comme le fait M. Klemperer, que la moitié des Européens sont réfractaires au choléra? Cette opinion, très répandue en Allemagne, ne peut tenir contre les observations de M. Metschnikoff. Cet auteur a constaté en effet que le sang des individus guéris du choléra pouvait ne présenter aucune propriété préventive, tandis qu'au contraire le sérum de personnes ayant succombé à cette affection pouvait en offrir de très marquées. La propriété préventive du sérum n'est donc pas fonction de l'immunité et l'intensité de cette dernière ne peut être mesurée d'après le degré de ce pouvoir. Les recherches ultérieures de M. Issaeff et de M. Pfeiffer les ont du reste conduits aux mêmes conclusions.

Mais, d'après ces deux auteurs, la propriété préventive du sang à un degré supérieur à celui du sang des animaux normaux, est toujours très manifeste pendant la période comprise entre la quatrième et la septième semaine après le début de la maladie. M. Metschnikoff n'admet pas l'absolutisme de cette règle, tout en reconnaissant qu'elle s'applique à la plupart des cas; mais il cite des exceptions probantes. Pour lui, sans considérer, comme le lui reproche M. Issaeff, le pouvoir préventif comme dû à quelque chose d'accidentel, il regarde l'établissement de cette propriété comme un phénomène des plus complexes, ne pouvant encore être enfermé dans des lois étroites et absolues.

Du reste, se plaçant toujours au même point de vue des rapports de l'immunité avec le pouvoir préventif du sérum, M. Metschnikoff a fait d'intéressantes observations sur le sang des habitants des localités se caractérisant par leur immunité contre le choléra, et dont Versailles et Lyon sont le type. D'après l'expérience de Klemperer, qui a constaté que le pouvoir préventif devenait vingt-cinq fois plus fort par l'ingestion de 1/2 litre de culture stérilisée, on était en droit de se demander, si, chez les habitants de certaines villes, il ne se produisait pas une sorte de vaccination continue par suite de l'absorption de vibrions peu virulents. La présence du bacille virgule type dans les eaux de Versailles, constatée par Sanarelli en dehors de toute épidémie cholérique, pouvait rendre plus vraisemblable cette proposition. L'examen des propriétés préventives du sérum des habitants de Versai[illegible]t de Lyon présentait donc un intérêt tout part[illegible]er; M. Metschnikoff a donc étudié à ce point de vue le sang de 7 Versaillais et de 10 Lyonnais, et a obtenu au contraire une proportion d'individus à sérum préventif, inférieure à celle de ses expériences antérieures; il admet donc que le pouvoir préventif du sang n'explique pas plus l'immunité des villes que celle des individus.

Ce qui complique la question, ainsi que nous l'avons dit plus haut, c'est la différence entre la péritonite cholérique et le choléra intestinal, et il était intéressant de savoir si le sérum qui protégeait contre une des affections, garantissait également de l'autre. Tant que cette question ne sera pas élucidée, il ne pourra rien être tenté de pratique dans l'ordre sérothérapique. M. Metschnikoff a essayé de la trancher dans des expériences sur le choléra intestinal des jeunes lapins, mais ses observations ne l'ont pas encore conduit à une conclusion ferme.

En revanche les études des propriétés du sérum préventif contre le choléra ont donné des résultats très intéressants au point de vue de la conception générale de l'immunité.

En effet MM. Fränkel et Sobernheim ont observé la transmissibilité de la propriété préventive du sérum sanguin par injections répétées de cette humeur. Ainsi, un cobaye qui a reçu 2 centimètres cubes de sérum préventif fournit lui-même un sérum préventif, sans être préalablement éprouvé avec des vibrions. La même quantité de sérum (2 cent. cubes) suffit pour immuniser un cobaye du troisième passage. Cette propriété se transmet pendant quelque temps, mais finit bientôt par s'épuiser. De ces expériences, les auteurs concluent que le sérum exerce son action préventive en stimulant la résistance des éléments cellulaires de l'organisme.

Mode d'action du sérum anticholérique. — C'est du reste la conclusion à laquelle sont parvenus presque tous les auteurs. On ne saurait, en effet, attribuer la propriété préventive au pouvoir bactéricide du sang. Une expérience directe de MM. Fränkel et Sobernheim le démontre : en effet, le sérum chauffé à 70 degrés perd son pouvoir bactéricide et jouit encore de ses propriétés préventives. Mais ce qu'il y a de plus curieux dans les résultats obtenus par ces auteurs, c'est que l'injection de sérum chauffé amène chez le cobaye non seulement l'établissement de la propriété préventive, mais aussi celui du pouvoir bactéricide, qui doit être considéré par conséquent comme une manifestation spéciale de l'activité cellulaire. On voit combien nous avons raison d'insister sur la complexité de ces différents processus.

Le pouvoir préventif n'est pas davantage lié aux propriétés antitoxiques du sérum, suivant les observations de MM. Pfeiffer et Wassermann. Les animaux traités de cette façon, sont, de même que les vaccinés, aussi et même plus sensibles que les neufs à l'action des toxines cholériques.

Il faut donc admettre par élimination que c'est à la stimulation de la phagocytose, qu'est due l'action favorable du sérum préventif. La constatation directe conduit aux mêmes résultats. MM. Gruber, Vincenzi, Metschnikoff, Pfeiffer et Issaeff, ont en effet constaté que dans la péritonite cholérique, le premier rôle dans la défense de l'organisme appartenait sans conteste aux processus phagocytaires.

CHAPITRE VIII

LA SÉROTHÉRAPIE DANS LE TÉTANOS

Le bacille tétanique. — Morphologie. — Anaérobisme. — Isolement. — Habitat. — Rôle des associations microbiennes dans la pathogénie du tétanos. — *La toxine tétanique.* — Sa puissance. — Sa nature. — Son mode d'action. — *Vaccination contre le tétanos.* — Méthodes de Behring et Kitasato, de Vaillard. — Procédé d'élection par la toxine iodée. — *Le sérum antitétanique.* — Propriété antitoxique. — Le pouvoir antitoxique et l'immunité. — Mémoire fondamental de Behring et Kitasato sur la sérothérapie antitétanique. — Résultats de MM. Vaillard et Roux. — *La sérothérapie antitétanique chez l'homme.* — Statistique de la mortalité par le tétanos avant le traitement. — Observations de tétaniques traités par le sérum. — Conduite à tenir en présence d'un tétanique. — Prévention du tétanos. — *Mode d'action du sérum antitétanique.* — Est-ce par action directe sur la toxine? — Faits contraires à cette interprétation. — Action sur le microbe. — Rôle des phagocytes. — Pourquoi le sérum n'agit-il que d'une manière peu efficace dans le tétanos déclaré? — Interprétations de ce fait.

Le bacille tétanique. — Pour bien comprendre l'importance théorique des essais de sérothérapie dans le tétanos, nous serons obligés de rentrer dans quelques détails en ce qui concerne le bacille du tétanos et la toxine qu'il sécrète. En effet si, comme nous le verrons, les résultats thérapeutiques n'ont pas donné chez l'homme ce qu'on était en droit d'en attendre, c'est pourtant sur le sérum antitétanique qu'ont porté le plus grand nombre des observations de laboratoire, dont découlent les diverses théories sur le mode d'action de la sérothérapie.

Le bacille tétanique a été décrit pour la première fois par Nicolaier en 1884; néanmoins cet auteur ne semblait pas l'avoir complètement isolé, et c'est à Kitasato que revient l'honneur d'avoir établi sa spécificité sur des bases solides. Depuis, en raison de sa conservation et de sa culture faciles, il a été l'objet d'un grand nombre de recherches dont les principales en France sont celles de Sanchez Toledo et Veillon et de Vaillard et Vincent.

C'est un bacille en général assez grêle, d'une longueur variable, qui présente surtout sa forme caractéristique lorsqu'il a donné naissance à sa forme durable, c'est-à-dire à une spore. Cette dernière apparaît assez rapidement, puisque les cultures de 36 heures contiennent déjà des bacilles sporulés. A l'extrémité qu'elle doit occuper, le microbe présente un renflement qui retient les matières colorantes plus fortement que le reste de la cellule. Puis peu à peu, la spore se caractérise par son aspect brillant, la difficulté avec laquelle elle s'imprègne des couleurs d'aniline, et l'énergie avec laquelle une fois colorée, elle résiste aux agents de décoloration. Son diamètre est en général deux à quatre fois supérieur à celui du corps bacillaire, ce qui donne à l'ensemble du microbe une forme qui a été assez heureusement comparée à celle d'une épingle à tête ronde. Avant l'apparition de la spore, le bacille jouit d'une certaine mobilité qui disparaît au moment de la formation du renflement précurseur.

En dehors de sa forme caractéristique, le bacille tétanique présente un autre caractère important. Il est anaérobie, c'est-à-dire que loin d'être nécessaire à son développement, comme il l'est à la plupart des être animés, l'oxygène exerce sur lui une influence funeste, et que l'on est obligé de le cultiver soit dans le vide, soit dans un gaz inerte comme l'hydrogène et l'azote. Néanmoins il est besoin, pour sa culture, de moins grandes précautions que pour celle de certains autres microbes anaérobies, et l'on peut en obtenir des colonies soit dans la profondeur de la gélatine privée d'air par l'ébullition ou même dans des vases bien remplis et n'offrant qu'une très petite surface en rapport avec l'air extérieur. En procédant graduellement et avec précautions, on peut même arriver à l'accoutumer à croître dans des milieux à peine raréfiés sans que sa puissance pathogène en soit pour cela beaucoup diminuée.

Les cultures ne présentent pas d'aspect bien caractéristique. Le bouillon se trouble puis se sédimente au bout de 15 jours environ. Il se forme une certaine quantité d'acide carbonique et de gaz hydrocarboné. Le bouillon est fortement alcalin et dégage une odeur caractéristique.

Sur gélatine, les colonies apparaissent comme de petites sphères nuageuses avec un point blanc au centre. Puis l'auréole s'agrandit, devient rameuse et présente l'aspect enchevêtré d'un mycélium de moisissure. Bientôt la gélatine se ramollit et est disloquée par les bulles de gaz qui prennent naissance dans la culture.

Le bacille tétanique s'adapte facilement à la température ambiante. Sa végétation est possible depuis 14 jusqu'à 43 degrés. La sporulation est surtout précoce et abondante entre 38 et 39 degrés. Les spores supportent sans altération une température de 100 degrés. C'est sur cette propriété jointe à sa nature anaérobie qu'est basée la méthode la plus facile d'isolement du microbe. On met en culture dans le vide la substance contenant le bacille tétanique mélangé à d'autres espèces bactériennes. Seuls les microbes anaérobies se développent. On chauffe quelques minutes à 100 degrés, la culture obtenue, au bout de quelques jours pour laisser aux spores tétaniques le temps de se former. Après avoir répété deux ou trois fois cette opération, on arrive fréquemment à avoir des cultures pures. Parfois néanmoins, surtout si l'on opère avec de la terre, on ne peut arriver à se débarrasser du vibrion septique et d'un bacille sporulé, non pathogène, auquel on a donné le nom de bacille pseudo-tétanique. Il faut alors avoir recours aux cultures sur gélatine pour isoler les espèces.

On peut obtenir facilement du bacille tétanique en ensemençant le pus des tétaniques; mais fait très intéressant, on en obtient très fréquemment des cultures en traitant la terre arable par la méthode précédente. On le rencontre aussi abondamment dans les fumiers, la vase, la poussière des habitations. D'après Sanchez Toledo et Veillon, l'intestin des herbivores présente un excellent milieu pour le développement de ce microbe; aussi le rencontre-t-on en abondance dans leurs excréments, ce qui a pu faire croire à l'origine équine du tétanos, opinion reconnue maintenant beaucoup trop étroite, et que sont venus contredire les faits les plus probants, parmi lesquels nous citerons l'intéressante observation suivante, de M. Le Dantec. Aux Nouvelles-Hébrides, où il n'existe pas de chevaux, les sauvages empoisonnent leurs flèches à l'aide de vase contenant le vibrion septique et le bacille tétanique; et c'est à l'inoculation de ces microorganismes que sont dus les terribles accidents qui suivent les blessures dues à ces armes.

Étant donnée la banalité de l'agent pathogène, comment expliquer la rareté relative du tétanos? C'est que, ainsi qu'il résulte des recherches de

Vaillard et Vincent, Vaillard et Rouget, les spores tétaniques inoculées seules aux animaux sensibles, souris, cobayes, lapins, etc., restent sans action et deviennent la proie des phagocytes. Il faut, pour les défendre contre l'action cellulaire, soit la présence de la toxine tétanique, soit la symbiose d'autres microorganismes, soit enfin un traumatisme assez intense pour que les spores puissent germer dans un tissu nécrosé ou un épanchement sanguin, et commencer à sécréter la toxine avant d'entrer en lutte avec les phagocytes. La vitalité et le développement du bacille tétanique dans l'organisme sont du reste fort précaires ; il reste toujours confiné au point d'inoculation, où il sécrète sa toxine qui est le véritable agent pathogène, et que nous allons maintenant étudier.

La toxine tétanique. — Pressentie par Nicolaier, Flugge, Rosenbach, Nocard, Brieger, etc., isolée par Knud Faber, la toxine tétanique a été surtout bien étudiée par Vaillard et Vincent dans leur mémoire fondamental paru dans les *Annales de l'Institut Pasteur*, le 1er janvier 1891. Elle est facilement obtenue par la filtration sur porcelaine des bouillons dans lesquels a végété la bacille de Nicolaier. On peut avoir des liquides extrêmement chargés en poison en faisant développer dans un même bouillon, plusieurs générations de microbes.

Les chiffres sont alors impuissants à donner une

idée de l'énorme toxicité des produits de sécrétion du bacille tétanique. Un millième de centimètre cube du liquide filtré tue un cobaye adulte ; un cent millième suffit à amener la mort rapide d'une souris. Si l'on réfléchit que dans 1 cent. cube de bouillon, on obtient par évaporation à peine 0 gr. 025 de matière organique que rien ne peut faire supposer être uniquement composée de toxine, on voit que la dose de poison tétanique nécessaire pour tuer un cobaye est inférieure à 0 gr., 000 025, et que, pour la souris, on arrive au chiffre invraisemblable de 0 gr. 000 000 25.

Bien entendu, on n'a pas sur la sensibilité de l'homme de données aussi mathématiques ; mais si l'on en croit le fait suivant, communiqué à la Société de biologie, on peut supposer que l'homme est peut-être de tous les animaux le plus sensible à la toxine tétanique : M. Nicolas se pique légèrement la main avec une aiguille de Pravaz à peine humectée de liquide filtré de culture du bacille de Nicolaier, et malgré la quantité infime inoculée, présente au bout de quatre jours un tétanos généralisé typique.

Quelle peut donc être la nature de ce poison dont l'activité dépasse l'imagination ? Cette étude délicate a passé par les différentes phases communes à la recherche chimique des autres poisons microbiens. On en a d'abord fait une ptomaïne, puis une toxalbumine, suivant la mode du moment.

Nous n'hésitons pas à adopter hautement l'opinion de Vaillard et Vincent qui veulent voir dans la toxine tétanique une diastase, se basant sur son extrême activité, sa sensibilité à la chaleur, et la facilité avec laquelle elle se fixe sur les précipités amorphes. Ils rapprochent ces propriétés de l'action liquéfiante, certainement d'origine zymotique, qu'exerce sur la gélatine le bouillon filtré des cultures tétaniques, et se demandent si la liquéfaction de la gélatine et la toxicité du liquide ne sont pas la manifestation d'une même diastase, ou de deux diastases d'origine commune.

Les recherches de Courmont et Doyon poussent encore plus loin l'analyse. Se basant sur ce que le poison tétanique a besoin, quelle que soit la dose employée, d'une certaine période d'incubation, période qui a été de quatre jours dans l'observation de M. Nicolas, ces auteurs prétendent que la toxine tétanique n'est pas toxique par elle-même, mais bien par les produits secondaires, qu'elle forme par fermentation dans les tissus. Cette fermentation qui exigerait certaines conditions de température, ainsi qu'il résulte de leurs expériences sur les grenouilles, aurait pour résultat la formation d'une substance strychnisante, résistant à l'ébullition, que l'on trouve dans les muscles, le sang, l'urine, et qui produirait la mort sans avoir besoin d'aucune période d'incubation.

Ces intéressantes conclusions, si elles sont vérifiées, jetteront certainement un jour tout nouveau sur bien des points obscurs du tétanos, et des autres maladies toxiques.

Vaccination contre le tétanos. — Les doses auxquelles les produits solubles du bacille tétanique sont toxiques pour les animaux, sont si faibles que l'on ne pouvait guère espérer obtenir la vaccination des animaux par la méthode presque générale de l'injection des cultures stérilisées. On y est néanmoins arrivé par des moyens détournés en agissant moins sur la dose du poison que sur son pouvoir toxique en faisant intervenir des agents susceptibles de le diminuer.

MM. Behring et Kitasato ont réussi à conférer aux animaux l'immunité contre le tétanos en faisant suivre l'inoculation d'une injection de solution de trichlorure d'iode. Maintenant ils préfèrent ajouter le trichlorure d'iode à la toxine tétanique et injecter des doses croissantes, après un contact suffisant. Néanmoins ce procédé demande de grandes précautions et nombre d'animaux succombent au cours de la vaccination. Plus sûr serait, d'après MM. Brieger, Kitasato et Wassermann, le procédé qui consiste à inoculer un mélange de culture tétanique sans spores (1 partie) et de bouillon de thymus (2 parties).

Presque en même temps, étaient découvertes en France des méthodes de vaccination, beaucoup plus simples et plus sûres. M. Vaillard, se servant de la chaleur, comme moyen de diminuer l'activité du poison tétanique, réussit à conférer l'immunité aux lapins en leur injectant des doses massives de cultures filtrées, chauffées à des températures graduellement décroissantes, 60, 55, 50 degrés, puis des quantités graduellement augmentées de cultures filtrées dont la toxicité est entière.

Mais, malgré la facilité de son application, ce procédé doit le céder à celui qu'emploient MM. Vaillard et Roux, et qui se montre également efficace sur les toxines diphtéritique et tétanique. Nous voulons parler de l'addition à la toxine, d'eau iodée qui, même en faible quantité, fait disparaître la toxicité des cultures. En se servant d'eau contenant 1/500 d'iode métallique et en la mélangeant aux cultures filtrées dans la proportion de 1 à 3, on peut sans inconvénient injecter à un lapin 4 cent. cubes du mélange sans provoquer d'accident. En faisant tous les trois jours une nouvelle inoculation d'un mélange dans lequel l'eau iodée existe en proportion graduellement décroissante, on arrive rapidement à pouvoir injecter la toxine pure, et en en augmentant peu à peu les doses, on obtient avec certitude un état réfractaire complet.

Si c'est un cobaye que l'on veut immuniser, on est obligé de recourir à des précautions plus grandes et à débuter par un mélange à parties égales de 0,5 de toxine et de 0,5 d'eau iodée.

Avec le rat plus encore que pour le cobaye, il convient de recourir à des doses d'abord très minimes et à des injections fréquemment répétées.

Le procédé de la toxine iodée doit donc être la méthode d'élection pour la vaccination des animaux contre le tétanos, bien qu'on puisse également obtenir l'immunisation soit à l'aide de doses d'abord très minimes de toxine pure, procédé dangereux d'un intérêt plus théorique que pratique, soit au moyen de cultures filtrées, modifiées à l'aide d'autres agents et chimiques tels que l'acide carbonique sous pression, le permanganate de potasse, etc.

Le sérum antitétanique. — Le phénomène le plus curieux obtenu par ces différents moyens d'immunisation est sans contredit le pouvoir antitoxique du sérum des animaux vaccinés.

Il ne faut pas croire néanmoins, ainsi que nous l'avons fait ressortir dans notre travail sur l'immunité, que ce pouvoir antitoxique soit complètement fonction de l'état réfractaire de l'animal. En vaccinant par exemple le lapin, non plus à l'aide de la toxine, mais au moyen de doses graduellement croissantes de spores tétaniques bien lavées et additionnées d'un peu d'acide lactique, M. Vaillard a démontré que cet animal peut perdre toute réceptivité pour le tétanos, sans que son sérum soit devenu antitoxique.

Le même auteur a démontré que les poules, naturellement réfractaires au microbe de Nicolaier ne présentent aucun pouvoir antitoxique du sang, mais qu'elles acquièrent cette propriété par l'injection de la toxine à laquelle elles sont insensibles. A cette observation, MM. Courmont et Doyon ont bien objecté que la poule peut devenir tétanique si l'on emploie des microbes très virulents ; mais nous ne croyons pas que ce fait détruise l'intérêt de la remarque de M. Vaillard; car nous ne saurions trop répéter que l'immunité n'est pas une chose absolue mais relative; et qu'il suffit de savoir que la poule, relativement réfractaire au tétanos, possède un sérum qui n'est nullement antitoxique.

C'est Behring et Kitasato qui, les premiers, signalèrent la propriété antitoxique du sang des animaux vaccinés contre le tétanos, et firent sortir du même coup la sérothérapie du monde des hypothèses, où elle avait été jusque-là confinée. Dans leur première note, parue en décembre 1890, dans le numéro 49 de la *Deutsch. med. Wochens.* ces auteurs établirent les propositions suivantes :

1° Le sang d'un lapin réfractaire au tétanos est capable de détruire les toxines tétaniques ;

2° Cette propriété peut se démontrer pour le sang extrait des vaisseaux et pour le sérum débarrassé de toute cellule, qui en provient;

3° Cette propriété est si durable qu'elle persiste même après la transfusion dans l'organisme d'autres animaux; elle permet ainsi un traitement de l'affection;

4° Cette propriété manque dans le sang des animaux non réfractaires; et le poison tétanique peut se retrouver après leur mort dans le sang et les autres humeurs.

Les mêmes auteurs signalaient également l'extrême activité de ce pouvoir antitoxique, mais étaient très concis sur le protocole de leurs expériences. Néanmoins quelques jours après, on trouve dans une publication de M. Behring la note suivante : « Une souris a les extrémités contracturées, elle semble devoir mourir en peu d'heures; il suffit alors de lui faire subir cette transfusion pour la guérir presque à coup sûr, et cela si rapidement, que quelques jours après, elle ne semble pas avoir été malade ».

Malheureusement, dans les expériences de contrôle, si les principes furent reconnus pour vrais, on dut en rabattre d'aussi merveilleux résultats. MM. Tizzoni et Cattani, dès mars 1891, faisaient quelques restrictions en ce qui concerne la guérison des animaux déjà contracturés; et Kitasato luimême, en août 1892, tout en établissant que le sérum se montre d'une grande efficacité lorsqu'il est injecté avant ou peu après la toxine, avoue que le traitement est souvent inefficace, lorsqu'on n'intervient qu'après le début des symptômes tétaniques. Il rapporte l'observation de dix souris infectées à l'aide de spores tétaniques et présentant déjà au bout de 35 heures un commencement de contracture. Deux d'entre elles servent de témoins et meurent au bout de 55 heures. Les autres reçoivent 1 cent. cube de sérum très actif. Sur les 8, 5 succombent malgré le traitement, mais 25 heures néanmoins après les animaux témoins. Quant aux trois autres, après une troisième injection, les symptômes s'amendent et elles guérissent après avoir conservé pendant des semaines de la contracture des membres atteints.

Tout aussi peu concluants en ce qui concerne la guérison du tétanos déclaré, sont les résultats rapportés par Behring dans son importante monographie sur la sérothérapie du tétanos, et dans une leçon de janvier 1893, le même auteur avoue que les guérisons ne sont point instantanées et que les contractures durent toujours un temps assez long.

Aussi ne peut-on que s'étonner, avec MM. Vaillard et Roux, de voir que les guérisons semblent devenir de plus en plus difficiles à obtenir à mesure que les essais se multiplient et que l'activité du sérum augmente. Aussi était-il nécessaire de déterminer d'une manière exacte quelle était la part qui devait être faite à l'exagération inséparable d'une aussi importante découverte. C'est cette étude que firent, avec leur impeccable méthode, MM. Roux et Vaillard, dans leur fondamental mémoire paru dans les *Annales de l'Institut Pasteur* de février 1893.

De manière à pouvoir avoir des résultats facilement comparables, c'est du sérum de cheval immunisé par leur méthode de la toxine iodée, que se servent ces auteurs dans leurs expériences. Le choix de cet animal permet en effet d'obtenir de grandes quantités de sérum antitétanique d'une activité très considérable. Cette puissance est facile à constater à l'aide du procédé devenu classique depuis les mémoires de Behring et Kitasato. Si en effet on mélange parties égales de ce sérum et de toxine tétanique, mortelle pour le cobaye à la dose de 0 cc. 003, on peut en inoculer à cet animal des doses contenant 3 à 5 cent. cubes de toxine sans qu'il présente le moindre symptôme tétanique. En faisant aux animaux immunisés des injections fréquemment répétées de toxine tétanique, on arrive à obtenir des sérums d'une activité réellement extraordinaire. Un des chevaux de MM. Roux et Vaillard fournissait un sérum dont une partie suffisait à neutraliser *in vitro* 30 parties de toxine.

Voici les conclusions auxquelles sont arrivés ces auteurs, dans les expériences admirablement bien conduites qu'ils ont faites sur le pouvoir préventif du sérum, en se servant comme animal réactif, du cobaye qui, comme nous l'avons vu, est vis-à-vis du tétanos d'une exquise sensibilité :

1° Le sérum antitoxique prévient sûrement le tétanos, même à des doses extrêmement petites, lorsqu'il est injecté avant la toxine tétanique ;

2° Lorsque le sérum est injecté en même temps que la toxine, on observe toujours un tétanos local, même quand la quantité de sérum injectée est très grande ;

3° Lorsque le sérum est injecté après la toxine, mais avant l'apparition de tout symptôme tétanique, il y a toujours un tétanos local ; la dose de sérum nécessaire pour empêcher la mort est d'autant plus forte que celui-ci est injecté plus tard après l'infection. Après un certain temps écoulé, variable avec les animaux, la prévention n'est plus possible même avec de grandes quantités de sérum ;

4° Le tétanos est plus ou moins rapide et par conséquent plus ou moins facile à prévenir, selon le lieu où l'injection de la toxine est faite ; les inoculations au thorax ou à l'abdomen se montrant plus rapidement meurtrières que celles faites aux membres. Ces conclusions s'appliquent à des doses moyennes de toxine ;

5° Lorsque l'infection est produite par le bacille tétanique pullulant dans les tissus, la prévention dépend encore de la quantité de sérum injectée et du temps écoulé entre le moment de l'infection et celui de l'intervention. Elle échoue le plus souvent lorsque les animaux sont inoculés de manière à avoir un tétanos à marche rapide. Elle peut réussir dans les infections lentes, et encore dans ces cas, la prévention n'est pas toujours définitive si l'on n'enlève pas le foyer. La maladie qui paraissait enrayée peut reprendre son cours et la mort survenir après des temps très longs.

Malheureusement, et contrairement aux premières opinions de Behring et Kitasato, les résultats obtenus en cherchant à enrayer chez les animaux le tétanos déclaré, ne sont pas aussi encourageants que ceux qui se rapportent à sa prévention.

MM. Vaillard et Roux ont constaté en effet qu'il était très difficile de guérir le tétanos déclaré chez les animaux, et voici l'explication qu'ils en donnent : « Au moment où apparaissent les premiers symptômes, la quantité de toxine élaborée est le plus souvent suffisante à tuer l'animal, elle a agi sur les cellules et l'antitoxine ne peut rien contre un empoisonnement déjà fait. Des doses très fortes d'un sérum très actif ont toujours été impuissantes contre un tétanos à marche rapide. »

La sérothérapie antitétanique chez l'homme. — En présence de ces expériences négatives, on ne peut donc pas beaucoup s'étonner que dans le traitement du tétanos humain, les injections de sérum antitétanique se soient montrées au-dessous de ce qu'on était en droit d'en attendre d'après les premières assertions de Behring et Kitasato. Le tétanos étant loin d'être une maladie fréquente, les cas rapportés par les auteurs sont encore trop peu nombreux pour pouvoir se faire une idée très nette de la diminution de la mortalité par le tétanos sous l'influence de la sérothérapie. On n'est pas du reste d'accord sur le pourcentage des guérisons obtenues dans le tétanos avant l'usage du sérum antitétanique. Il semble que le chiffre de 10 à 20 pour 100 adopté par Behring, d'après les statistiques de Rose et de Richter, soit considérablement inférieur à la vérité. D'un autre côté, on ne peut non plus admettre comme l'expression véritable des faits, la mortalité de 24 pour 100 admise par M. Albertoni. Dans ses recherches sur la statistique des hôpitaux italiens, M. Sormanni semble se rapprocher beaucoup plus de la vérité en admettant 56 pour 100 de guérisons. M. Roux et Vaillard adoptent le chiffre de 50 pour 100.

On ne peut donc pas, comme on est toujours trop porté à le faire en pareil cas, rapporter au traitement par le sérum tous les cas de guérison observés chez les individus traités, et il est probable que certains malades auraient pu guérir par d'autres moyens.

Voici les résultats obtenus jusqu'ici :

Un cas traité par MM. Baginsky et Kitasato — mort. Ce cas n'est nullement démonstratif, le sérum ayant été employé trop tard et en trop petite quantité.

Huit observations italiennes, dans lesquelles la guérison a été obtenue. L'antitoxine était préparée par MM. Tizzoni et Cattani, et les malades observés par MM. Tizzoni, Gagliardi, Pacini, Schwarz, Frisotti et Nicoladoni. Il y a bien quelques restrictions à faire sur cette série à la blanche. En effet, la plupart des cas se rapportent à des tétanos à marche très lente, dont la guérison est fréquente sans intervention. D'ailleurs s'il faut en croire le professeur Albertoni, l'antitoxine de M. Tizzoni n'aurait pas donné que des succès, et les observations de plusieurs malades décédés malgré le traitement n'auraient pas été publiées.

En France, M. Rénon a rapporté 2 observations avec terminaison fatale, malgré les fortes doses de sérum injectées.

Sur les 10 malades traités par lui 1 seul cas suivi de guérison a été rapporté avec détails par M. Behring. M. Rotter, dans le service duquel était placé ce malade, prétend que ce tétanos était assez peu violent et que le malade aurait peut-être pu guérir sans antitoxine.

MM. Roux et Vaillard ont traité par le sérum 7 individus atteints de tétanos, et ont observé 5 morts et 2 guérisons. Une de ces dernières a été obtenue dans le service de M. Barth qui en a communiqué l'observation à la Société médicale des hôpitaux.

Si nous joignons à ces cas, 2 guérisons obtenues par von Hacker, nous aurons à peu près épuisé la littérature médicale sur ce sujet. Nous voyons que les résultats ne sont nullement concluants, mais que néanmoins le sérum antitétanique ne doit pas être négligé dans le tétanos, dont il constitue le seul traitement rationnel.

Il a, dans tous les cas, l'avantage d'être absolument inoffensif, et l'homme peut facilement supporter l'injection de doses très considérables, 300 ou 400 cent. cubes par exemple, sans éprouver d'autre inconvénient qu'un léger urticaire, accident qui a été noté dans un certain nombre d'observations. S'il semble inefficace pour combattre l'effet de la toxine déjà absorbée et ayant déjà exercé sur les cellules son action délétère, il neutralise, en tout cas, l'effet de celle qui est élaborée dans le foyer d'infection; il sera donc toujours utile.

Pour MM. Roux et Vaillard, voici quelle doit être la conduite à tenir en présence d'un cas de tétanos : injecter aussitôt et d'emblée une centaine de centimètres cubes de sérum très actif, et si l'on est tout à fait sûr de l'asepsie du sérum, ne pas hésiter à faire l'injection dans le péritoine pour activer l'absorption. Exciser le foyer d'infection. Administrer encore le lendemain et le surlendemain 100 cent. cubes de sérum par jour. Si le tétanos est enrayé, et surtout si l'on n'a pas pu enlever le foyer, donner encore du sérum après une dizaine de jours, de manière à prévenir les retours de tétanos qu'on observe chez les animaux traités avec du sérum après infection par le virus vivant.

Mais l'attention devrait être surtout portée sur la prévention du tétanos, que les expériences de laboratoire montrent très efficace et facile à obtenir avec de faibles doses de sérum. On sait que le tétanos s'observe principalement à la suite des plaies contuses et souillées de terre; pourquoi ne pas intervenir avant l'apparition des accidents possibles en injectant une certaine quantité de sérum antitétanique? Sans doute comme le font remarquer MM. Vaillard et Roux, bien du sérum serait employé inutilement puisque le tétanos est relativement rare; mais assurément aussi un certain nombre de blessés lui devraient la vie.

Pour aider à la diffusion de cette pratique, l'Institut Pasteur tient à la disposition des médecins qui voudraient employer la sérothérapie soit pour la prévention, soit pour la guérison du tétanos, des tubes de sérum de cheval, liquide ou desséché, la conservation et le transport étant plus faciles sous cette dernière forme sans que les propriétés curatives soient diminuées.

Mode d'action du sérum antitétanique. — Tels sont les faits pratiques qui résultent des recherches de différents auteurs qui jusqu'ici ont étudié la question de la sérothérapie tétanique; cherchons maintenant à pénétrer un peu plus avant dans l'analyse de ces faits, et à expliquer les apparentes contradictions qu'ils présentent.

Aussitôt après la découverte par Behring et Kitasato, de la propriété antitoxique du sérum, la question sembla définitivement tranchée. L'expérience si nette par laquelle on constate que le mélange du sérum des animaux vaccinés permet d'inoculer des doses de toxines mille fois supérieures à celles qui amenaient la mort des animaux témoins, permettait en apparence de conclure que l'immunité contre le tétanos était due à cette puissante action des humeurs sur le poison.

Mais lorsqu'on varie les expériences et les observations, on s'aperçoit vite que la question n'est pas aussi simple. M. Vaillard a, en effet, établi que l'immunité, soit naturelle, soit artificielle, pouvait exister sans que le sang de l'animal exerçât la moindre action sur le poison tétanique. Nous avons vu, en effet, que le sérum de la poule, réfractaire sinon d'une manière absolue, au moins d'une façon relativement très marquée, ne présente de propriété antitétanique que consécutivement à l'injection de toxines. De même pour le lapin vacciné à l'aide de spores tétaniques lavées et mélangées à un peu d'acide lactique.

Inversement les animaux qui succombent au tétanos malgré des injections répétées de sérum, présentent un sérum doué de propriétés antitoxiques très marquées. L'immunité et l'action antitoxique ne sont donc pas d'une manière constante fonction l'une de l'autre.

La question de beaucoup la plus importante est de savoir si le sérum agit sur la toxine elle-même et la modifie, à l'instar de l'iode, de manière à la rendre inoffensive, ou si elle exerce son action sur l'organisme qu'elle rend insensible à l'influence du poison. En un mot, la toxine tétanique est-elle neutralisée par l'antitoxine elle-même, à la manière d'une réaction chimique, ou par l'énergie vitale de l'organisme, stimulée par l'injection de sérum? La première hypothèse est celle qui était venue la première à l'idée des observateurs et avait été presque universellement adoptée. Néanmoins certains faits semblent incompatibles avec cette manière de voir, et au congrès de Budapesth, M. Roux abandonne complètement cette opinion pour se ranger à celle qui fait jouer à l'organisme et plus spécialement aux éléments cellulaires un rôle prépondérant.

« Rien n'est plus difficile, dit-il, que de saisir le point exact de la prétendue saturation de la toxine par l'antitoxine. M. Büchner a déjà vu qu'un mélange qui n'agit pas sur la souris, est actif sur le cobaye. Un mélange de 900 parties de toxine avec une de sérum, est inoffensif à la dose de 1/2 cent. cube pour 8 cobayes sur 10; mais il en est 2 dans le lot qui prendront un tétanos plus ou moins sévère et se comporteront comme des réactifs plus sensibles, en montrant qu'il y a encore du poison libre dans la liqueur. Diminuons la proportion de toxine et mettons 500 parties de toxine avec une de sérum. Un 1/2 cent. cube de ce nouveau mélange ne produit aucun effet, mais 3 cent. cubes donneront le tétanos. Il n'y a donc pas là la netteté d'une réaction chimique, soit que nous manquions d'un réactif suffisant pour nous indiquer le point exact de saturation, soit que toxine et antitoxine continuent à exister côte à côte.

« Les expériences suivantes, continue M. Roux, que nous avons faites avec M. Vaillard, tendent à prouver qu'il en est ainsi. Nous injectons à 5 cobayes neufs 1/2 cent. cube du mélange : toxine 900 parties, sérum 1 partie; aucun ne prend le tétanos. A 5 autres cobayes de même poids, ayant les meilleures apparences de santé, mais qui ont été immunisés quelque temps auparavant contre le vibrion de Massaouah, nous donnons le même liquide à la même dose; ils auront le tétanos. Bien plus, de semblables cobayes pourront être rendus tétaniques avec 1/3 de cent. cube d'un mélange de 500 parties de toxine pour 1 de sérum.

« Des cochons d'Inde qui reçoivent d'abord 1 cent. cube de sérum préventif, actif au trillionième, c'est-à-dire une quantité capable de les immuniser des milliers de fois, puis une dose mortelle de toxine tétanique restent bien portants dans les conditions ordinaires. Plusieurs d'entre eux prendront le tétanos, si on leur injecte ensuite des produits microbiens tels que ceux du bacille de Kiel, du bacterium coli, et d'autres bactéries. La toxine n'est donc pas détruite puisqu'elle donne le tétanos, même après plusieurs jours aux cobayes dont on modifie la résistance. »

Du reste, si la toxine tétanique joue le plus grand rôle dans la symptomatologie de l'affection, il ne faut pas oublier le bacille producteur de poison, et l'on doit se demander quelle est l'action du sérum sur l'agent pathogène. Là aucun doute n'est possible; c'est bien sur l'organisme que l'action curative s'exerce, et le sang des animaux vaccinés est absolument sans aucune action. M. Vaillard a montré que le bacille de Nicolaier pullulait très facilement dans le sérum antitoxique, et y sécrétait une quantité de poison au moins égale à celle qu'il produit dans les milieux inertes. De même un contact prolongé entre le bacille tétanique et les humeurs des animaux vaccinés n'a nullement pour résultat de produire une atténuation quelconque du microbe. Les expériences de Vaillard établissent péremptoirement que c'est aux phagocytes qu'il faut rapporter la protection de l'organisme contre le microbe lui-même.

Repoussées en temps ordinaire par la puissance chimiotactique négative de la toxine tétanique, les cellules peuvent chez les animaux traités par le sérum englober les bacilles et les spores et détruire rapidement les premiers tout en s'opposant à la germination des secondes dont la disparition est beaucoup plus longue en raison de leur plus grande résistance. L'expérience par laquelle M. Vaillard établit la germination dans le corps des animaux vaccinés, des spores protégées contre l'action cellulaire, est absolument concluante à cet égard.

Reste à expliquer le fait de beaucoup le plus important au point de vue pratique : à savoir pourquoi le sérum, si efficace dans la prévention et au début de l'infection, se montre le plus souvent inactif lorsqu'il intervient après l'apparition des premiers symptômes tétaniques.

Deux hypothèses peuvent être formulées. La première est la plus simple et vient tout d'abord à l'esprit. Il est en effet permis d'admettre que les cellules touchées par le poison subissent une modification progressive, dont la marche n'est pas suspendue par la disparition de la cause, et qui est déjà trop avancée pour rétrocéder, lorsque les premiers symptômes se manifestent. On pourrait comparer ce qui se produit aux phénomènes que l'on observe dans l'intoxication phosphorée. Les cellules touchées par le poison subissent une dégénérescence graisseuse progressive dont les symptômes n'apparaissent généralement que lorsque la lésion est très avancée.

A cela, on peut objecter que ce qui est vrai et facile à concevoir pour une dégénérescence, s'accompagnant naturellement d'une diminution de l'activité cellulaire, est difficilement applicable au tétanos dans lequel, au contraire, les symptômes sont au contraire dus à une suractivité fonctionnelle des cellules médullaires, probablement sous la dépendance d'une excitation anormale, qui devrait diminuer avec la disparition de la cause.

Les recherches de MM. Courmont et Doyon sur la nature et le mode d'action du poison tétanique pourraient donner jusqu'à un certain point la clef de cette anomalie apparente. Pour ces auteurs, ce n'est pas à la toxine elle-même qu'il faudrait rapporter l'origine des accidents. Cette dernière n'agirait que comme un enzyme provoquant dans les tissus une fermentation; et ce serait les produits de cette fermentation, doués de propriétés toxiques, qui agiraient directement sur les éléments nerveux. Se basant sur des expériences faites sur la grenouille dans différentes conditions de température, MM. Courmont et Doyon admettent que la chaleur est nécessaire à la production de cette fermentation, la grenouille ne devenant pas tétanique si elle est maintenue à une basse température après l'inoculation de la toxine. Ils s'appuient pour motiver leurs si séduisantes conclusions sur la présence d'une substance immédiatement strychnisante dans le corps des animaux morts du tétanos, et sur l'existence constante d'une période latente entre l'injection de la toxine et l'apparition des accidents, quelle que soit la dose de poison employée.

Si l'on se range à l'opinion de MM. Courmont et

Doyon, on comprend facilement l'inefficacité du traitement après l'apparition des accidents. En effet l'action du sérum porterait sur l'enzyme, empêchant ou modifiant la fermentation, source des produits toxiques, soit directement, soit plutôt en mettant en œuvre la défense de l'organisme. Mais une fois le poison strychnisant formé, la sérothérapie serait forcément désarmée contre le poison produit et son rôle devra se borner à entraver autant que possible la formation d'une nouvelle quantité de substance toxique, ce qui explique son efficacité plus grande dans les tétanos lents que dans les tétanos à marche rapide.

CHAPITRE IX

LA SÉROTHÉRAPIE DANS LA DIPHTÉRIE

Le bacille diphtéritique. — Klebs, Löffler, Roux et Yersin. — Morphologie. — Cultures. — Résistance. — Propriétés pathogènes — Lésions. — Localisations du bacille au point d'inoculation. — Recherche du bacille diphtéritique. — Examen microscopique. — Coupes. — Cultures. — Associations microbiennes. — Coccus Brisou. — Staphylocoque. — Streptocoque. — *La toxine diphtéritique.* — Effets. — Facteurs de toxicité : âge de la culture, accès de l'air, virulence du bacille. — Préparation. — Action de la chaleur, de la réaction du liquide, des agents chimiques. — Nature. — *Vaccination contre la diphtérie.* — Procédés de Fränkel, Behring, etc. — Méthode d'élection par la toxine iodée. — *Le sérum antidiphtéritique.* — Recherches fondamentales de Behring. — Travaux de MM. Roux et L. Martin. — Effets protecteurs contre la toxine, contre le bacille. — *Sérothérapie dans la diphtérie humaine.* — Recherches préliminaires. — Communication de M. Roux au congrès de Buda-Pesth. — Statistiques ultérieures. — Prophylaxie de la diphtérie. — *Mode d'action du sérum antidiphtéritique.* — Pas d'action directe sur la toxine ou le bacille diphtérique. — Recherches de M. Gabritchewsky sur la phagocytose dans la diphtérie. — Processus histologique de la guérison de la diphtérie.

Le bacille diphtéritique. — La diphtérie étant une maladie spécifique et contagieuse, fait mis hors de conteste par les travaux de Bretonneau, on chercha dès le début des recherches microbiologiques à déterminer l'agent pathogène de cette redoutable affection. Ce fut Klebs qui, le premier, en 1884, signala la présence d'un bacille spécial dans les fausses membranes; mais c'est à Löffler que l'on doit la démonstration complète de la spécificité du bacille auquel son nom est pour toujours attaché.

Néanmoins malgré les nombreuses preuves qu'il avait accumulées, il n'osait encore l'admettre d'une manière absolue, lorsque parut le premier mémoire de MM. Roux et Yersin, qui, en reproduisant expérimentalement les paralysies diphtéritiques venaient apporter une sanction irréfutable aux conclusions de Klebs et de Löffler. Depuis lors, la spécificité du bacille étant hors de doute, les travaux des différents auteurs n'eurent d'autre but que de mieux préciser ses caractères, et son mode d'action ainsi que le moyen de le combattre.

Considéré isolément, en dehors de l'organisme, le microbe de la diphtérie est un bacille immobile, dont la longueur dans les formes typiques est à peu près égale à celle du bacille de la tuberculose, mais dont la largeur est supérieure à celle de ce dernier, surtout à ses deux extrémités qui sont renflées et arrondies. Ces bâtonnets sont en général isolés ou enchevêtrés en amas; dans ces derniers, les microbes sont le plus souvent rangés parallèlement les uns aux autres. S'ils se touchent bout à bout, jamais ils ne se trouvent dans le prolongement l'un de l'autre, affectant la forme d'un streptobacille; mais ils forment toujours un angle plus ou moins marqué, revêtant l'apparence d'un accent circonflexe plus ou moins ouvert. Quelquefois, au lieu d'être ainsi allongée, la forme du bacille de Löffler est plus courte, presque ovoïde. Les Allemands ont voulu établir une différence marquée entre ces deux types, entre lesquels on trouve du reste toutes les transitions possibles; mais il semble qu'au point de vue pathogène, cette division ne présente aucun intérêt.

Le bacille diphtéritique est très avide des matières colorantes d'aniline. Il reste coloré par la méthode de Gram, mais le procédé d'élection est certainement la coloration par le bleu composé de M. Roux : On prépare une solution aqueuse de violet de méthyle à 1 pour 100, et à 1 partie de ce liquide, on en ajoute 3 parties d'une solution à 10 pour 100 de vert de méthyle dans l'eau distillée. Cette dernière substance agissant comme mordant, les microorganismes sont très rapidement colorés par deux ou trois minutes de séjour dans le liquide, et après un simple lavage à l'eau, apparaissent très fortement teintés en violet. Cette méthode qui donne de très bons résultats avec presque toutes les bactéries, agit plus rapidement sur le bacille de Löffler et peut servir à le reconnaître facilement. Généralement il ne présente pas une coloration absolument homogène, et les extrémités prennent plus fortement la couleur que les parties moyennes. A mesure que la culture vieillit, la coloration devient moins régulière; on voit dans l'intérieur des bacilles de grains très foncés qui en imposent pour des spores; néanmoins la formation de ces dernières n'a jamais été formellement constatée, et l'existence de formes durables du bacille diphtéritique est encore douteuse.

Sa culture est facile et il se développe bien sur tous les milieux usuels. Mais c'est surtout sur le sérum légèrement peptonisé du mouton, du cheval et surtout du bœuf que sa végétation est la plus abondante et la plus caractéristique. Les colonies commencent à apparaître après 14 ou 15 heures de séjour à l'étuve. Elles se présentent sous forme de petites taches arrondies, d'un blanc grisâtre, qui grossissent rapidement et deviennent bientôt de petites plaques rondes, grisâtres et saillantes. Les contours sont toujours très nets, et leur forme lenticulaire fait qu'en les examinant par transparence le centre paraît toujours plus opaque que la périphérie.

Sur gélose, les colonies se développent moins rapidement, mais néanmoins se présentent au bout de 30 à 48 heures, sous la forme très caractéristique de petites taches blanches, plus épaisse au centre. D'après M. Sakharoff, le blanc d'œuf cuit serait également un bon milieu de culture pour le bacille de Löffler. Après un séjour de 24 heures à l'étuve, les colonies se détachent sur le fond, sous forme de petites lentilles moins blanches, mates, qui, vers le 12e jour, tournent au jaune rougeâtre, ou au rose chair; néanmoins, l'abondance des formes involutives renflées, arrondies ou en poires, qu'on rencontre sur ce milieu, comme dans les vieilles cultures, font douter de sa valeur nutritive, bien que sa préparation facile puisse lui permettre de rendre de réels services.

Dans les milieux liquides, le bacille diphtéritique se développe avec abondance, sous forme de petits grumeaux qui se fixent sur les parois du vase. Le milieu d'abord acidifié, redevient ensuite alcalin, d'autant plus vite que l'accès de l'air est plus facile. En effet, le bacille diphtéritique est aérobie, et bien qu'il puisse cultiver en l'absence d'oxygène, son développement est dans ces conditions moins actif et moins abondant.

Le bacille de Löffler est peu résistant à la lumière, d'après les expériences de d'Espine et Marignac et de Ledoux Lebard. D'après ce dernier auteur, c'est principalement à l'état sec que cet agent physique agit puissamment sur lui. Dans ses expériences, la lumière diffuse a tué en 24 heures des cultures sèches de diphtérie étalées en couches minces; la lumière solaire est encore plus active.

Inversement, la chaleur exerce sur lui une influence beaucoup plus active à l'état humide qu'à l'état sec. Alors qu'un chauffage à 80 degrés suffit pour stériliser une culture sur bouillon, le bacille sec peut supporter une température de 95 à 98 degrés pendant une heure. Aussi lorsqu'on a à faire des recherches sur des fausses membranes très chargées de microbes étrangers, qui rendent difficile l'isolement du bacille spécifique, obtient-on parfois de bons résultats en les séchant, puis en les chauffant avant de les semer dans une étuve de Gay-Lussac pendant une 1/2 heure. Beaucoup de microbes vulgaires sont tués et l'on obtient plus facilement les cultures caractéristiques.

Les inoculations aux animaux ont, entre les mains de Löffler, démontré la spécificité du bacille de la diphtérie. En faisant une petite excoriation muqueuse avec un fil de platine chargé de culture, cet auteur est parvenu à reproduire des fausses membranes chez les lapins, les pigeons et les poules. L'expérience réussit quelle que soit la muqueuse inoculée, à condition qu'elle soit légèrement lésée à sa surface. Le pharynx, la conjonctive, la muqueuse respiratoire ou vaginale, sont également de bons terrains pour l'implantation du bacille.

L'inoculation sous-cutanée s'est également montrée très meurtrière entre les mains de MM. Roux et Yersin. Les animaux meurent rapidement en présentant au point d'inoculation un enduit grisâtre et un œdème gélatineux. L'injection dans les veines et dans le péritoine s'est montrée un peu moins active.

Nous avons vu que Löffler se servait dans ses expériences, de lapins, de pigeons et de poules; mais presque tous les animaux sont sensibles à l'action du virus diphtéritique. Roux et Yersin ont montré que le cobaye est de tous les animaux de laboratoire le plus réceptif, et celui que l'on doit choisir dans les expériences sur le bacille diphtéritique. On réussit également à produire une affection mortelle par son inoculation chez le chien, le mouton, la chèvre, la vache, l'âne et le cheval. Ce dernier animal est néanmoins un peu plus résistant que les autres, et nous verrons que l'on utilise cette résistance dans la préparation du sérum antidiphtéritique. Le rat seul montre vis-à-vis du bacille de Löffler une immunité à peu près complète.

En général la maladie expérimentale produite chez les animaux évolue rapidement. Chez le cobaye la mort survient souvent au bout de 24 heures, sans que l'autopsie montre de lésions viscérales bien remarquables, autres qu'une congestion parfois ecchymotique de l'épiploon, du mésentère, et surtout des capsules surrénales, de la dégénérescence graisseuse du foie et du rein, exceptionnellement d'un épanchement séreux pleuropéricardique. Le fait le plus important est l'absence presque absolue du bacille pathogène en dehors du point d'inoculation. Les recherches de Löffler, de Roux et Yersin, et de tous les auteurs qui ont observé soit sur l'homme. soit sur les animaux, sont unanimes sur ce point important. Les ensemencements du sang, et des organes internes sont presque toujours stériles, alors que l'on obtient toujours des cultures à l'aide de l'œdème, ou des fausses membranes qui constituent la lésion locale. Cette constatation est d'une extrême importance au point de vue pratique et au point de vue théorique.

Recherche du bacille diphtérique. — L'existence constante du bacille pathogène dans les fausses membranes diphtéritiques rend en effet sa recherche relativement facile. Or le diagnostic de l'existence ou de l'absence du bacille de Löffler au niveau des lésions pseudo-membraneuses, est devenu maintenant indispensable à tout praticien, étant données les différences pronostiques et thérapeutiques qui en découlent. Les manipulations nécessaires sont du reste des plus simples; elles consistent dans l'examen direct et dans l'ensemencement sur un milieu approprié.

Pour l'examen microscopique, il suffit, après avoir un peu enlevé à l'aide de papier buvard l'excès de mucus dont est le plus souvent enduite la fausse membrane, de la promener à l'aide d'une pince à dissection, à la surface d'une lamelle de verre bien propre. L'enduit peu épais qui adhère à la lamelle, est fixé soit à l'aide d'un mélange, à parties égales, d'alcool absolu et d'éther, soit en la passant deux ou trois fois dans la flamme d'une lampe à alcool ou d'un bec Bunsen. On plonge alors la lamelle dans un bain colorant. La méthode la plus simple est celle qui consiste à se servir du bleu composé dont nous avons indiqué plus haut la préparation. Une immersion d'une minute, suivie d'un lavage à l'eau, donne une excellente préparation que l'on peut examiner soit immédiatement dans l'eau de lavage, soit après dessiccation, dans une goutte de solution de baume du Canada dans le xylol. Dans ce dernier cas, la préparation devient définitive et peut être conservée.

En même temps qu'on fait la coloration par le bleu composé, il est bon, à titre de contrôle, de traiter une autre lamelle par la méthode de Gram. Le procédé, un peu plus compliqué, a pour but de différentier le bacille de Löffler d'autres espèces bacillaires assez répandues dans la bouche et que décolore l'alcool après l'action de l'eau iodée. Néanmoins pour quiconque a un peu l'habitude de ces examens, la forme et le groupement des bacilles, sont suffisamment caractéristiques pour qu'il soit impossible de se tromper. Les comparaisons avec un assemblage de caractères cunéiformes, ou avec des aiguilles courtes et trapues que l'on aurait laissé tomber par petits tas sur une table, donnent une idée assez juste de l'apparence de la préparation en cas de présence des bacilles diphtéritiques.

Il est parfois intéressant de faire des coupes de la fausse membrane. Pour cela on la durcit à l'alcool et on l'inclut à la paraffine. On voit alors la distribution des bacilles qui forment dans les parties superficielles une couche très serrée. Ils sont séparés de la muqueuse dépouillée de son épithélium, par une couche de fibrine granuleuse, et par un réseau fibrineux adhérant au tissu muqueux, dont les vaisseaux très dilatés ont laissé échapper des globules rouges. Souvent aussi la zone la plus superficielle de la fausse membrane contient des microbes divers, bâtonnets, microcoques ou chaînettes, mélangés aux amas de bacilles diphtéritiques qui sont au contraire prédominants immédiatement en dessous.

Ces différentes recherches ne dispensent pas des cultures qui donnent, outre la confirmation du diagnostic, des renseignements plus précieux que les examens directs, sur les associations microbiennes du bacille. On doit employer autant que possible comme milieu, le sérum de bœuf coagulé. Il est à espérer que, en présence de l'importance pratique de ce mode de recherches, les praticiens pourront trouver bientôt chez tous les pharmaciens des tubes tout prêts à être ensemencés; car la préparation en est assez délicate et assez longue.

L'ensemencement est chose des plus simples. A

l'aide d'un fil de platine aplati à son extrémité en forme de spatule, que l'on a eu soin de flamber puis de laisser refroidir, on touche la surface de la fausse membrane, autant que possible du côté où elle n'était pas en rapport avec la muqueuse, c'est-à-dire sur sa face libre. On promène le fil ainsi chargé à la surface d'un premier tube en traçant toujours dans le même sens des lignes parallèles aussi rapprochées que possible. Puis, sans recharger la spatule, on inocule un second tube qui reçoit ainsi une plus faible semence, de telle sorte que les colonies sont plus clairsemées et par cela même plus caractéristiques.

L'ensemencement est surtout utile si l'on n'a pas de fausses membranes à sa disposition. On obtient en effet des résultats positifs en touchant la muqueuse du pilier postérieur le plus près possible du larynx et en inoculant les deux tubes comme précédemment.

L'examen des cultures au bout de vingt-quatre heures de séjour à l'étuve est des plus instructifs. Si, au bout de ce temps, aucune colonie n'est apparue, on peut affirmer, si l'ensemencement a été bien fait, que l'on ne se trouve pas en présence d'une diphtérie vraie; car dans le cas contraire, en effet, les colonies apparaissent au bout de quatre ou cinq heures, et prennent bientôt l'aspect caractéristique que nous avons signalé plus haut. Il est toujours bon toutefois de s'assurer de la nature des colonies par un examen microscopique de la nature bacillaire des éléments microbiens de la colonie.

Un petit coccus qui est un des microbes le plus fréquemment associé à ce bacille diphtéritique, et dans certains cas peut être à lui seul la cause de certaines angines, donne également sur sérum des colonies qui ressemblent un peu à celles du microbe de Löffler. Elles sont néanmoins reconnaissables à leur surface plus humide, à leur aspect plus étalé, moins lenticulaire, ce qui est surtout facile à constater d'après leur transparence égale au milieu comme sur les bords. M. Dieulafoy caractérise heureusement cette différence en disant que les colonies du bacille diphtérique sont *papuleuses*, et que celles du coccus Brisou sont *maculeuses*. Du reste l'examen microscopique lève facilement tous les doutes; car le coccus Brisou, ainsi nommé du nom de l'enfant chez lequel il a été observé pour la première fois, se présente sous la forme de petits points isolés, ou groupés deux par deux. L'association de ce microbe avec le bacille diphtéritique n'aggrave nullement le pronostic et s'observe dans des cas plutôt bénins.

D'une tout autre importance au point de vue du pronostic est l'existence du streptocoque ou du staphylocoque à côté du bacille de Löffler. Le premier de ces deux microbes, dont la présence est presque toujours l'indice d'une diphtérie grave, se présente sous la forme de petites colonies formant un semis très fin, que l'on a assez heureusement comparé à des grains de semoule. Au microscope, on reconnaît que ces colonies sont composées de courtes chaînettes, formées de 4 à 6 points, mais qui, repiquées dans un milieu liquide, sont beaucoup plus longues et se composent de 20 à 30 éléments. Quant au staphylocoque, on l'observe moins fréquemment que le précédent. Ses colonies sont aplaties, diffluentes et irrégulières. Peu développées au bout de vingt-quatre heures, elles s'entendent rapidement ensuite. Au microscope, il se présente sous forme d'éléments arrondis groupés en grappe.

Tels sont les nombreux enseignements pratiques que peut donner au clinicien l'examen des fausses membranes et il n'est pas inutile de rappeler ici que, par l'application méthodique de ces recherches, MM. Roux et Yersin ont pu reconnaître que sur 80 enfants envoyés au pavillon de la diphtérie, 19 n'étaient pas atteints de diphtérie vraie et étaient exposés par cela même à se contaminer dans ce milieu. MM. Chaillou et Louis Martin sont arrivés à des résultats analogues. On voit donc combien l'erreur est facile, entraînant avec elle un pronostic erroné, et une thérapeutique irrationnelle. L'examen bactériologique par l'examen direct et les cultures s'impose donc dans tous les cas d'angines pseudo-membraneuses ou de croups.

La toxine diphtéritique. — Nous avons vu que, chez les animaux morts de diphtérie, on ne trouve le microbe qu'au point d'inoculation et que dans aucun cas, il n'envahit tout l'organisme comme par exemple le bacille du charbon. On s'est donc demandé comment, ainsi localisé, il pouvait provoquer la mort des animaux en un aussi bref délai. Löffler et Œrtel avaient, contrairement à Baumgarten, émis l'hypothèse d'un poison sécrété par les bactéries. Mais c'est à MM. Roux et Yersin que revient l'honneur d'avoir donné la preuve expérimentale de l'existence d'une toxine diphtéritique, en filtrant les cultures du bacille de Löffler, et en reproduisant le tableau de la maladie par l'injection de ce liquide ainsi privé de microbes vivants. On peut, de cette manière, amener en moins de vingt-quatre heures la mort des cobayes, des lapins et même des chiens. A l'autopsie des animaux, on trouve au point de l'inoculation un œdème exsudatif; les ganglions lymphatiques sont congestionnés, l'intestin grêle, les poumons et les capsules surrénales sont hypérémiés; les plèvres contiennent fréquemment un épanchement séreux. Si la mort est moins rapide, les symptômes les plus saillants sont la cachexie progressive et la diarrhée; le foie subit habituellement la dégénérescence graisseuse. Enfin avec des doses encore plus faibles, on peut provoquer des paralysies absolument analogues à celles que l'on observe chez l'homme, et qui peuvent se terminer par la mort ou au contraire régresser et guérir.

Le liquide de culture du bacille diphtéritique peut présenter des variations considérables dans sa toxicité. Dans leur premier mémoire, MM. Roux et Yersin parlent de l'injection de 30 cent. cubes, alors, que dans le récent travail de MM. Roux et Martin, la dose de 1/10 de cent. cube est considérée comme habituellement mortelle en quarante-huit heures pour un cobaye de 500 grammes. Les causes de ses énormes variations ont été étudiées peu à peu.

La première et la plus importante est l'âge de la culture. Au début, lorsque le bouillon est acidifié, on n'observe aucune trace de toxicité. Plus tard dans les cultures aérobies, l'alcalinité apparaît probablement par oxydation de la matière organique, et à partir de ce moment la toxicité se développe rapidement pour atteindre son maximum au bout de trois mois environ.

L'accès de l'air est un facteur très important dans la production de la toxine. Aussi obtient-on, en trois semaines, un mois au plus, un liquide très toxique, en cultivant le bacille dans un vase à fond plat, offrant ainsi une grande surface de contact avec l'atmosphère, et en faisant passer un courant d'air humide au moyen d'une trompe à eau communiquant avec une tubulure latérale. Dans ces conditions, les microbes se développent abondamment formant à la surface un léger voile, qui tombe au fond du vase sous forme de dépôt et est bientôt remplacé par un voile nouveau.

Il est intéressant de constater que ces conditions sont à peu près celles que le bacille diphtéritique rencontre dans les fausses membranes placées sur le trajet du courant respiratoire, et l'on comprend mieux ainsi l'intoxication rapide qu'ils provoquent.

La production de la toxine est également proportionnelle à la virulence du bacille. Ce rapport est moins net chez les microbes très virulents; ainsi des bacilles, d'un pouvoir pathogène en apparence égal à l'égard du cobaye, peuvent donner *in vitro* des quantités inégales de toxine. Mais chez les microbes atténués, cette proportionnalité est la règle, ainsi que l'ont montré Roux et Yersin. D'après eux, la propriété toxigène va en s'affaiblissant à mesure que la virulence des bacilles diminue. Elle est au minimum chez les bacilles très atténués, dont le type est fourni par le bacille pseudo-diphtéritique, microbe complètement analogue au bacille diphtéritique, et que l'on rencontre d'une manière assez fréquente chez les personnes saines ou atteintes d'angines non diphtéritiques. MM. Roux et Yersin le regardent comme un bacille diphtéritique très atténué, bien qu'ils n'aient pu lui rendre sa virulence en l'associant à d'autres microorganismes, le streptocoque par exemple; mais ils rapprochent ce dernier résultat de l'impossibilité de remonter ce pouvoir pathogène du bacille de Löffler, lorsqu'on l'amène artificiellement à un degré extrême d'atténuation, par exemple en le cultivant dans un courant d'air à 39°,5 ou 40 degrés.

Le liquide, une fois filtré sur le filtre Chamberland, peut conserver très longtemps sa toxicité, à condition de le conserver dans des vases bien remplis et placés à la température ordinaire, à l'abri de la lumière. L'action combinée de l'air et de la lumière exerce en effet sur le poison diphtérique une influence sensible. Dans les expériences de MM. Roux et Yersin, un liquide, toxique pour les cobayes à la dose de 1/8 de centimètre cube, ne les tuait plus qu'avec un long retard et à la dose de 1 centimètre cube, après deux heures d'insolation dans des vases en communication avec l'air, et, après cinq heures, ne produisait plus qu'un œdème local. Cependant le même liquide, insolé en même temps dans des tubes bien clos, n'avait que peu perdu de sa toxicité.

La chaleur agit puissamment sur la toxine diphtéritique. Un chauffage de 100 degrés, pendant 20 minutes, rend le liquide inoffensif, ou du moins ne laisse persister qu'un poison cachectisant qui tue les animaux à la longue et à des doses considérables sans phénomènes caractéristiques.

L'atténuation des propriétés toxiques commence vers 58 degrés et nous verrons que C. Fränkel a utilisé cette propriété pour vacciner les animaux en leur injectant du liquide de culture chauffé de 60 à 70 degrés.

L'acidité du milieu est une très mauvaise condition pour l'action de la toxine diphtéritique. Nous avons vu qu'au début, tant qu'elles étaient acides, les cultures étaient peu toxiques. Plus tard on peut diminuer considérablement leur action en ajoutant au liquide de petites quantités d'acide lactique ou tartrique au point de rendre inactive une injection de 1 centimètre cube à un cobaye. La neutralisation de l'acide ajouté leur rend, mais incomplètement, leur toxicité première. La diminution est d'autant plus considérable que le contact entre la toxine et l'acide a été plus prolongé.

Certains agents chimiques agissent également sur le poison diphtéritique. Les ferments pepsiques, comme la pepsine ou la trypsine, le détruisent. Le contact prolongé avec l'alcool le modifie profondément. Mais ce sont surtout les agents oxydants qui exercent sur lui une action puissante. Le permanganate de potasse par exemple le détruit complètement, alors que les agents réducteurs n'ont sur la toxine diphtéritique aucune influence.

Les hypochlorites alcalins, et l'hypochlorite de chaux la modifient, mais d'une manière peut-être moins régulière et moins maniable que l'iode. De même que pour la toxine tétanique, le mélange de liqueur de Gram avec le poison diphtéritique permet aux animaux d'en supporter l'injection à des doses mortelles. C'est sur cette propriété, comme nous allons le voir, qu'est basé le procédé de vaccination utilisé à l'institut Pasteur.

Jusqu'ici nous avons expérimenté sur le liquide complet, tel qu'il filtre à travers le filtre Chamberland, et nous avons donné le nom de toxine diphtéritique à ce composé complexe, dans lequel le véritable agent toxique ne rentre réellement que pour une faible part. Il était intéressant de pousser plus loin l'analyse et de chercher à déterminer la nature même de la substance active. A ce point de vue les avis sont partagés. Roux et Yersin inclinent vers l'hypothèse d'une diastase, alors que Brieger et Fränkel en font une toxalbumine.

Ces derniers auteurs en effet en traitant par l'alcool le liquide filtré des cultures, ont obtenu un précipité albuminoïde, qui inoculé aux animaux, se montre toxique à la dose de 10 milligrammes. Tel est le produit que les auteurs considèrent comme la toxine pure et dont ils donnent la formule chimique.

Il est facile de démontrer la fragilité de leurs conclusions. D'abord la dose considérable nécessaire pour tuer le cobaye, démontre que leur poison est certainement impur; car dans leurs recherches MM. Roux et Yersin sont arrivés à isoler un produit qu'il considère comme impur, mais qui, néanmoins tue le cobaye à la dose de 2/10 de milligramme.

Les travaux de Guinochet, d'Ouchinsky, sont venus du reste infirmer directement cette hypothèse de la nature albuminoïde de la toxine diphtérique. Le premier de ces deux auteurs principalement, a pu, en ensemençant le bacille de Löffler sur de l'urine alcalinisée, obtenir des cultures douées d'une certaine toxicité, sans néanmoins contenir de matières protéiques.

On peut donc, par élimination, se ranger avec M. Roux, à la plus séduisante hypothèse de la nature diastasique du poison diphtérique. Quant à la discussion des raisons qui militent directement en faveur de cette opinion, elle nous entraînerait trop loin hors du cadre de cet ouvrage, et nous renvoyons le lecteur au chapitre des poisons microbiens, de notre travail sur l'immunité.

Vaccination contre la dipthérie.— Roux et Yersin avaient échoué dans leurs essais de vaccination des animaux contre le microbe ou la toxine diphtéritique. Carl Fränkel fut plus heureux et réussit à immuniser les cobayes contre l'injection sous-cutanée des cultures virulentes, mais non contre la diphtérie des muqueuses. Pour arriver à ce résultat, il chauffait le liquide renfermant la toxine, pendant une heure de 65 à 70 degrés, et en injectait 10 ou 20 centimètres cubes sous la peau ou dans le péritoine des cobayes. Ceux-ci maigrissaient un peu, puis au bout de quinze jours, étaient suffisamment immunisés pour recevoir sans inconvénient des doses assez considérables de cultures virulentes.

D'après Fränkel, obéissant à une idée alors en cours dans la science, le chauffage détruisait la matière toxique et laissait persister une substance vaccinante, coexistant dans le liquide, et destructible seulement par un chauffage de 90 à 100 degrés. Rien n'est venu depuis confirmer cette hypothèse, et il est probable qu'il faut voir dans le chauffage un procédé d'atténuation de la toxine, analogue à ceux qui ont été ultérieurement employés.

Peu de temps après, parut le premier travail de Behring sur la vaccination antidiphtéritique. Cet auteur, tout en reconnaissant l'utilité de la méthode de Fränkel, donne quatre procédés nouveaux d'immunisation contre le bacille de Löffler, à savoir : 1° l'injection de cultures virulentes ou filtrées, additionnées de trichlorure d'iode; 2° l'injection de l'exsudat pleurétique de cobayes ayant succombé à l'infection diphtéritique; 3° l'infection des animaux par le bacille diphtéritique avec traitement ultérieur par le trichlorure d'iode; 4° le traitement préalable des animaux par l'eau oxygénée.

Cette multiplicité de méthode indique bien la difficulté d'un choix entre des procédés également incertains. En effet, si l'on excepte les injections de toxine mélangée avec le trichlorure d'iode qui semblent avoir réussi dans un certain nombre de cas, les autres n'ont donné presque que des insuccès entre les mains de Wassermann et Proskauer, et surtout de Zimmer, auteur d'un très consciencieux travail de contrôle, fait au laboratoire de Fränkel. Et encore la méthode basée sur l'emploi du trichlorure d'iode, peu sûre pour les cobayes, inapplicable aux lapins, efficace surtout chez le mouton, est-elle d'une application difficile en pratique; car les précautions qu'elle demande nécessitent presque une année pour arriver à un degré d'immunisation un peu élevé.

L'intérêt de ce résultat était donc plutôt d'ordre théorique que pratique; aussi Brieger, Kitasato et Wassermann pouvaient-ils écrire, en juillet 1892, qu'on ne connaissait pas de procédé sûr de vaccination contre la diphtérie. Celui qu'ils proposent, et qui n'a pas résisté non plus complètement au contrôle, consiste dans l'injection de cultures dans du bouillon de thymus, après les avoir préalablement chauffées à 65 degrés. Dans des expériences comparatives, Behring et Kitasato ont démontré que cette méthode est inférieure à l'emploi du trichlorure d'iode.

Il faut dire que les insuccès de tous les auteurs précédents sont un peu attribuables au choix de leurs animaux d'expérimentation. Le lapin et le cobaye se montrent d'une extrême sensibilité au virus diphtéritique (microbe ou poison), et leur immunisation est d'une difficulté exactement proportionnelle à leur réceptivité. C'est ce qui explique qu'Aronson, ainsi que Bardach, arrivèrent à vacciner des chiens en leur injectant des doses rapidement croissantes de bacilles diphtéritiques faiblement virulents, alors que sur le lapin et le cobaye, tout essai avec les cultures vivantes était d'avance voué à un insuccès certain.

En 1892, Behring reprit cette question avec son élève Wernicke, et arriva à préconiser deux nouveaux moyens de vaccination. Le premier, un peu banal, consiste dans l'insertion sous la peau des lapins, du précipité de phosphate calcique dans les cultures diphtéritiques, séché, pulvérisé, et préalablement chauffé à 77 degrés. Le second est plus original et consiste en l'ingestion du poison diphtéritique et en son absorption par le tube digestif. Ce procédé d'immunisation rappelle les résultats d'Ehrlich sur les toxines végétales (abrine, ricine).

Encore plus curieuses sont les expériences de Wernicke, consistant à faire absorber par le chien de la chair de brebis immunisée. L'animal ainsi nourri devient réfractaire; mais son immunité, proportionnelle à la quantité de viande ingérée, ne se distingue pas par une très grande stabilité. Wernicke réussit également à immuniser des chiens par l'injection de vieilles cultures, d'abord additionnées d'acide phénique, puis pures, ce qui lui permettait d'inoculer ensuite des doses croissantes de poison très virulent.

Les recherches de Koudrevetzky, plutôt négatives

sur quelques points, n'apportent pas à la question de document important nouveau.

Cependant se poursuivait à l'Institut Pasteur une série de recherches sur la vaccination antidiphtéritique, recherches qui aboutirent à l'éclatante communication de M. Roux, au congrès de Budapesth.

L'animal d'élection, pour M. Roux, est le cheval, dont l'immunisation est relativement facile, comparativement à celle de la vache ou de l'âne, ou celle des animaux de taille moyenne, comme les brebis et les chèvres. L'abondance du sérum qu'il peut ultérieurement fournir doit le faire préférer au chien qui, comme nous l'avons vu, conformément aux conclusions d'Aronson et de Bardach, peut être immunisé sans difficulté.

La méthode employée pour vacciner le cheval est celle qui avait si bien réussi à MM. Roux et Vaillard, pour l'immunisation antitétanique, et consiste dans l'addition d'iode à la toxine, addition qui a pour effet de diminuer sa toxicité dans de grandes proportions.

On ajoute au liquide toxique 1/10 de son volume de liqueur de Gram (iode 1, iodure de potassium 3, eau 100), et l'on injecte au cheval 1/4 de cent. cube du mélange. S'il ne se produit aucune réaction, on peut dès le lendemain porter la dose à 1/2 cent. cube, puis augmenter progressivement jusqu'à ce que le cheval supporte sans présenter aucun phénomène, 1 cent. cube du mélange. On peut se servir de toxine pure en commençant par 1/4 de cent. cube, et en augmentant avec précaution la dose jusqu'à 5 cent. cubes. Alors le cheval peut être considéré comme réfractaire et l'on n'a plus qu'à renforcer cette immunité en inoculant des doses croissantes de poison, qui sont en général bien supportées. Ainsi traité, un cheval peut, après trois mois environ, supporter sans aucun malaise des doses énormes de culture filtrée (250 cent. cubes dans le protocole des expériences de M. Roux). L'animal est alors devenu une source abondante de sérum antitoxique.

Le sérum antidiphtéritique. — C'est en effet au résultat pratique de la préparation du sérum curateur que tendaient toutes ces tentatives de vaccination, et c'est à ces difficultés purement techniques qu'est dû le retard du passage à la thérapeutique courante, de la splendide découverte de Behring

Cet observateur, avait en effet constaté que l'inoculation du bacille de Löffler aux animaux vaccinés est suivie de la formation d'une plaque nécrotique, sous laquelle le bacille conserve pendant longtemps sa vitalité et même sa virulence. Comme néanmoins et malgré la sécrétion probable de sa toxine, l'animal vacciné ne présente aucun phénomène d'intoxication, Behring supposa que l'organisme immunisé possède la propriété de détruire le poison diphtéritique.

Ce fut cette idée qui le guida dans ses expériences et le conduisit aux fondamentales conclusions du mémoire qu'il publia en décembre 1890, en collaboration avec Kitasato, et qui marque le commencement d'une nouvelle phase dans l'histoire de la sérothérapie. Nous rappellerons simplement leurs quatre propositions qui s'appliquent également à la diphtérie et au tétanos et que nous avons déjà étudiées à propos de cette dernière affection :

1° Le sang d'un animal immunisé contre la diphtérie est capable de détruire le poison diphtéritique;

2° Cette propriété peut se démontrer pour le sang extrait des vaisseaux et pour le sérum débarrassé de toute cellule qui en provient;

3° Cette propriété est si durable qu'elle persiste même après la transfusion dans l'organisme d'autres animaux, elle permet ainsi un traitement de l'affection;

4° Cette propriété manque dans le sang des animaux non réfractaires; et le poison peut se retrouver après leur mort dans le sang et d'autres humeurs.

Dans de nombreux travaux, M. Behring soit seul, soit avec l'aide de MM. Wernicke, Boer, Kossel et Knorr, est revenu sur la démonstration de ces faits primordiaux, insistant sur les détails de la vaccination et des expériences établissant les propriétés curatives et préventives du sérum sur les lapins ou les cobayes, soit intoxiqués avec le poison diphtéritique, soit inoculés avec le bacille vivant. MM. Ehrlich, Funk et surtout M. Aronson sont arrivés à des résultats semblables. En France, en dehors du travail peu concluant de Koudrevtzki, la littérature médicale est muette sur cette intéressante question jusqu'au beau travail de MM. Roux et Martin, fruit de longues recherches et qui constitue l'étape définitive de l'histoire de la sérothérapie diphtéritique.

De même que pour le tétanos, le mélange de la toxine diphtéritique avec le sérum des animaux vaccinés peut être injecté aux animaux sans déterminer chez eux aucun accident. L'injection préalable de sérum les préserve également d'une manière certaine contre une dose plusieurs fois mortelle de toxine. Néanmoins, dans aucun cas, le sérum des animaux les mieux immunisés ne s'est montré aussi actif que celui des chevaux vaccinés contre le tétanos. En effet, lorsque chez ces derniers, on peut arriver à obtenir un sérum actif au cent millionième, le pouvoir préventif antidiphtérique ne dépasse guère 100 000 dans les meilleurs cas; il est intéressant de constater que, si les propriétés antitoxiques et préventives sont plus faibles, l'action curative est beaucoup plus efficace; car alors que nous avons vu qu'une fois le tétanos déclaré l'intervention sérothérapique était le plus souvent impuissante, on peut au contraire sauver par les injections de sérum des animaux voués à une mort très prochaine.

Lorsqu'en effet on inocule la toxine la première, on peut encore obtenir la survie des animaux en intervenant 6 heures après, alors que les témoins succombent en 40 ou 50 heures. La quantité de sérum nécessaire pour sauver les animaux est proportionnelle au temps écoulé depuis l'introduction du poison. Après 12 heures, toute intervention semble inutile et les animaux meurent, avec un léger retard sur les témoins.

Mais le sérum se montre beaucoup plus actif si l'on inocule non la toxine, mais le bacille lui-même, expérience qui se rapproche déjà beaucoup plus des conditions de la clinique. On peut guérir des cobayes en les traitant 12 à 18 heures après l'infection alors que les témoins meurent en 24 à 30 heures. Tant que la température est élevée et que l'abaissement qui précède la mort n'a pas commencé, l'injection de fortes quantités de sérum peut être curatrice.

Ces résultats expérimentaux sont déjà supérieurs à ceux que MM. Roux et Vaillard avaient obtenus dans leurs recherches sur le tétanos; mais nous avons dans la diphtérie un critérium qui nous faisait complètement défaut dans l'empoisonnement tétanique, c'est l'évolution de la lésion locale lorsque l'inoculation du bacille de Löffler est faite à la surface d'une muqueuse; c'est principalement ces expériences qui sont intéressantes au point de vue de la médecine pratique, en reproduisant les conditions habituelles de l'infection.

Chez le cobaye femelle, on produit facilement une diphtérie vulvaire mortelle en 5 ou 6 jours, en ensemençant le bacille de Löffler sur la muqueuse préalablement cautérisée superficiellement. Au bout de quelques heures, on constate de la rougeur et du gonflement, bientôt suivie de l'apparition d'une fausse membrane grisâtre et adhérente, dont la structure est identique aux pseudo-membranes de la diphtérie humaine. Si l'on éprouve de la même manière un cobaye femelle auquel on a préalablement injecté 1/100000 de son poids de sérum antidiphtérique, on constate que, en même temps que les phénomènes généraux sont beaucoup moins accentués, les lésions locales se réduisent à une rougeur et un gonflement infiniment moindres. A peine formée, la fausse membrane se détache, et dès le second jour la réparation de la muqueuse commence. Si la quantité de sérum est moindre, elle peut néanmoins être suffisante pour provoquer la guérison apparente de la maladie, mais les animaux succombent ensuite à la cachexie.

On peut également sauver les cobayes en les traitant après l'inoculation du bacille. Mais si l'on intervient une fois la fausse membrane constituée, il est nécessaire d'augmenter la dose de sérum curateur et même de la décupler si le traitement est tardif. L'effet sur la lésion locale est presque immédiat ; quelques heures après, la rougeur et le gonflement diminuent, et les fausses membranes se détachent dès le second jour. La rapidité avec laquelle se fait la cicatrisation de la muqueuse et la disparition du bacille diphtéritique est véritablement remarquable dans la plupart des cas.

Les mêmes effets du traitement peuvent être étudiés commodément sur l'oreille du lapin. Pour cela, on pratique une ligature élastique à la base de l'oreille, puis on cautérise légèrement la peau sur laquelle on ensemence le bacille de Löffler. Une fois la ligature enlevée, le liquide transsudé maintenant à l'état humide la surface cautérisée, on obtient une belle fausse membrane. En réséquant des fragments d'oreille à divers moments de l'expérience, on peut étudier histologiquement les différentes phases du processus curateur.

Les résultats sont encore plus concluants en inoculant les animaux directement dans la trachée, après les avoir préalablement trachéotomisés. La diphtérie ainsi provoquée est mortelle en 3 jours pour les cobayes, en 4 ou 5 jours pour les lapins qui se prêtent mieux à ce genre d'expériences. Chez les animaux traités préventivement avec du sérum, on ne constate aucune manifestation morbide; chez ceux auxquels l'inoculation du virus a été faite la première, on peut obtenir la guérison, en intervenant, même 24 heures après.

Pour se rapprocher le plus possible des différentes conditions cliniques, MM. Roux et Martin ont également étudié l'effet du sérum sur les diphtéries compliquées par l'association d'autres microorganismes. De toutes, comme nous l'avons vu, l'association avec le streptocoque est de beaucoup la plus fréquente et la plus grave. L'inoculation dans la trachée d'un lapin, du mélange streptocoque-diphtérie, produit la mort de l'animal en 24 heures par suite de complications inflammatoires broncho-pulmonaires. Dans ces conditions, la guérison est beaucoup plus difficile. Il faut que l'intervention à l'aide du sérum soit très précoce pour être efficace. Dans ces expériences de MM. Roux et Martin, seuls les animaux auxquels le sérum a été inoculé moins de 6 heures après l'inoculation ont pu être sauvés et encore, à ce dernier terme, est-il nécessaire de pratiquer plusieurs injections curatrices; après 12 heures, toute intervention est inutile, qu'on injecte le sérum antidiphtérique seul, ou qu'on lui associe du sérum antistreptococcique.

Si l'on en excepte ces derniers résultats, qui n'ont rien d'étonnant si l'on songe à la marche foudroyante que prend l'affection dans ces cas-là, on voit que les faits expérimentaux concluent en faveur du traitement par le sérum qui jouit de propriétés électives d'une grande activité. On était donc plus qu'autorisé à expérimenter l'action de ce pouvoir sur la diphtérie humaine, et, contrairement à ce qui s'était passé dans les applications pratiques du sérum tétanique, les résultats cliniques ont dépassé les espérances que pouvaient faire concevoir les faits de laboratoire.

Sérothérapie dans la diphtérie humaine. — Les premiers essais furent néanmoins peu encourageants, et, en 1892, M. Hénoch rapportait à la Société de médecine de Berlin les résultats négatifs qu'il avait obtenus avec le sérum antitoxique de Behring. C'est seulement cette année que la sérothérapie a d'un seul coup conquis la place prépondérante qu'elle doit occuper dans le traitement de la diphtérie. La première statistique publiée est celle de MM. Ehrlich, Kossel et Wassermann, qui rapportèrent sommairement l'observation de 220 enfants traités à l'aide du sérum préparé par Behring. Un certain nombre de ces observations, celles qui avaient été prises dans le service de M. Körte, furent peu après rapportées avec plus de détails par M. Voswinckel, et plusieurs d'entre elles figurent également dans le travail plus étendu publié quelques semaines plus tard par M. Körte lui-même. Il ne convient donc pas, pour se rendre un compte exact des résultats obtenus dans les hôpitaux allemands pendant les premiers mois de 1894, d'additionner tous les cas publiés ; car la plupart d'entre eux ont été rapportés à plusieurs reprises par des auteurs différents.

Cette restriction faite, voici les résultats obtenus, en évitant les doubles emplois, autant que cela sera possible.

Parmi les cas traités avec le sérum de Behring, les premières statistiques publiées sont celles de M. Schubert (34 cas, mortalité, 18 pour 100) et de M. Canon (15 observations avec 20 pour 100 de décès).

Celle de M. Kossel est beaucoup plus importante et plus détaillée : elle porte sur 233 enfants avec 77 pour 100 de guérisons. M. Kossel constate que le nombre des décès des diphtériques traités est d'autant moins considérable qu'on intervient à un moment plus rapproché du début et que le malade est plus avancé en âge. Le nombre de guérisons est de 100 pour 100 chez les sujets âgés de plus de neuf ans.

M. Körte a publié les observations de 121 enfants traités à l'hôpital Urban, de Berlin, à l'aide du sérum de Behring. La mortalité a été de 33 pour 100, alors qu'elle atteignait 53 pour 100 dans une série de 106 autres diphtériques, soignés comparativement par les procédés ordinaires.

Peu après ces travaux, parurent les statistiques

de MM. Katz et Baginsky, qui se sont l'un et l'autre servis d'antitoxine préparée par Aronson. Le premier de ces observateurs a vu la mortalité de ses malades s'abaisser à 13 pour 100, n'ayant eu que 17 décès à constater sur 128 enfants traités. Sous l'influence du sérum, la propagation de l'angine du larynx a été exceptionnelle. Il faut néanmoins observer que l'épidémie de diphtérie sur laquelle porte cette statistique, était d'elle-même fort légère, ainsi que l'a fait remarquer M. Ritter; car chez les malades non traités par la méthode sérothérapique, la mortalité n'a pas dépassé 36 pour 100. M. Katz insiste également sur l'utilisation du sérum comme moyen préventif de préservation pour l'entourage, question sur laquelle nous aurons à revenir. La statistique de M. Baginsky est absolument identique à celle de M. Katz : 21 morts sur 163 cas, soit 13 pour 100.

Tels sont les documents publiés avant le Congrès de Budapesth, dont le principal intérêt a été certainement la communication de M. Roux, sur les résultats qu'avaient obtenus sous sa direction MM. Martin et Chaillou à l'hôpital de l'Enfant-Jésus. Les 300 cas de diphtérie traités par le sérum ont été, en effet, l'objet de recherches bactériologiques et cliniques absolument complètes, ce qui donne à ce document une valeur pratique bien supérieure aux précédents, et permet le classement des affections diphtéritiques en diverses catégories, vis-à-vis desquels le traitement s'est montré plus ou moins efficace.

Sur ces 300 cas, 169 se rapportent à des angines sans complications laryngobronchiques, 131 à de véritables croups diphtéritiques.

Dans la première catégorie, il faut également considérer à part les angines dues au seul bacille diphtéritique et celles où il se trouve associé à d'autres microorganismes. Les premières sont au nombre de 120 sur lesquelles 9 malades seulement sont morts; et encore sur ces 9 décès, 7 se sont produits pendant les vingt-quatre premières heures du séjour à l'hôpital; c'est dire qu'ils ne peuvent être considérés comme des insuccès pour la méthode. Si nous les défalquons, reste 2 morts, pour 113 cas d'angine diphtéritique pure, ce qui donne un pourcentage de 1,7 pour 100 au lieu de 41 pour 100, chiffre de la statistique résultant des recherches de MM. Martin et Chaillou, avant l'inauguration du traitement sérothérapique.

Parmi les angines à associations microbiennes, sur les 14 enfants chez lesquels pullulait à côté du bacille de Löffler, soit le petit coccus que nous avons désigné plus haut sous le nom de coccus Brisou, soit le staphylocoque, aucun décès ne s'est produit. Celles dans lesquelles le streptocoque se trouve être le microbe symbiotique du bacille diphtéritique, sont toujours beaucoup plus graves et l'efficacité du traitement moins absolument certaine. Néanmoins, le pourcentage de la mortalité a été abaissé de 87 pour 100, chiffre des statistiques antérieures à 34,2 pour 100 ou même 25,8 pour 100 si l'on ne tient pas compte de 4 décès qui se sont produits pendant les vingt-quatre premières heures après l'entrée.

Parmi les croups, il faut distinguer entre les croups opérés, et ceux dans lesquels il n'y a eu aucune intervention chirurgicale. Parmi ces derniers, au nombre de 10, il n'y a eu qu'un décès, chez un enfant convalescent d'une rougeole : le bacille de Löffler était chez lui associé au streptocoque.

Les croups trachéotomisés doivent être, comme les angines, divisés en croups à bacilles diphtéritiques purs et croups à associations microbiennes. Les premiers, au nombre de 49, ont donné 15 décès, que l'on doit réduire à 11 si l'on ne tient pas compte de 4 malades morts dans les vingt-quatre premières heures; le pourcentage donne 24,4 pour 100. Parmi les 72 croups à associations, 9 fois le microbe coexistant était le coccus Brisou; sur ces 9 cas, un seul décès s'est produit, soit 11 pour 100. Les symbioses avec le staphylocoque seront montrées plus meurtrières que dans les cas d'angines; sur 11 cas, on a dû enregistrer 7 morts, parmi lesquelles 3 dans les vingt-quatre premières heures, ce qui réduit le pourcentage à 50 pour 100.

Enfin, dans les cas de croups où le streptocoque

était uni au bacille diphtéritique, cas fréquents puisqu'ils s'élèvent à 52 sur les 300 observations, la mortalité reste élevée puisque 35 décès se sont produits, parmi lesquels 7, il est vrai, quelques heures après l'entrée à l'hôpital, ce qui abaisse le pourcentage à 57 pour 100. Dans ce cas néanmoins, le bénéfice de l'intervention du sérum est manifeste; car dans des conditions semblables, MM. Martin et Chaillou avaient avant le traitement, constaté une mortalité de 80 pour 100. Au total, sur les 300 cas de diphtérie étudiés par MM. Roux, Martin et Chaillou, il n'y a eu que 78 décès, soit 26 pour 100, alors que les statistiques antérieures donnaient environ une mortalité supérieure à 50 pour 100, et qui s'élevait même à 60 pour 100 à l'hôpital Trousseau, durant la période de 6 mois, pendant laquelle le traitement par le sérum a été mis en action à l'hôpital des Enfants malades.

On voit facilement par ces chiffres quels sont les immenses progrès faits d'un seul coup dans le traitement de la diphtérie humaine. On doit néanmoins remarquer la différence sensible entre les résultats obtenus dans les cas simples et dans les cas à associations. Le sérum antitoxique s'affirme comme l'antagoniste spécifique du bacille de Löffler; mais son élection est telle qu'il se montre bien moins efficace lorsqu'il a plusieurs ennemis à combattre. A une association de microbes on espérait pouvoir opposer une association de sérums. Mais nous avons vu qu'expérimentalement on avait en vain cherché à unir l'action d'un sérum antistreptococcique à celle du sérum antidiphtérique. Depuis, les statistiques publiées sont encore plus encourageantes, et, contrairement à ce qui s'observe souvent lorsqu'il s'agit d'une médication nouvelle, la mortalité diminue à mesure que la méthode se généralise.

Nous ne chercherons pas à analyser les nombreux travaux qui paraissent chaque jour, ce serait là une énumération fastidieuse et que la marche rapide du temps rendrait forcément incomplète. Citons seulement, parmi les observateurs allemands, les résultats peut-être un peu hyperboliques de Strahlmann (100 guérisons sur 100 cas), de Schüler (1 seul décès sur 32 enfants); il est vrai que ces auteurs n'ont pas fait d'examens bactériologiques. Cette lacune semble ne pas exister dans les observations de Hilbert (11 cas, 11 guérisons), de Hager (aucun décès sur 24 cas traités). Signalons encore les statistiques de Kuntzen (25 cas, mortalité 12 pour 100), Ranke (22 observations, 4 morts), Bokai (35 cas, mortalité 14 pour 100), Rumpf (8 pour 100 sur 26 observations). Demuth, Seitz, Mosles, Moller, Heubner, Horeicka ont également rapporté des résultats fort encourageants.

En France, depuis la communication de M. Roux, on a observé une diminution considérable de la mortalité, diminution liée vraisemblablement à l'application de la mesure recommandée par M. Roux, à savoir l'isolement effectif des broncho-pneumoniques. Sur les 231 enfants observés par M. Moizard, la mortalité est descendue à 14,7 pour 100. Le pourcentage descend à 12 pour 100 dans les statistiques de M. Legendre (16 cas) et Lebreton (242 enfants).

Nous ne nous étendrons pas plus longuement sur les résultats analogues publiés en Belgique, en Angleterre, en Italie, etc.

Tous les auteurs allemands et français ont insisté sur la parfaite innocuité du traitement. C'est en vain qu'on voudrait élever quelques doutes sur les effets lointains des injections de sérum, en relevant, dans les expériences de MM. Roux et Martin, la mortalité considérable des cobayes, devenus cachectiques à la suite de diphtérie guérie par le sérum. L'observation directe donne à cette allégation un démenti absolu. C'est tout au plus si l'on peut imputer au remède quelques irruptions, habituellement ortiées, et qui se sont toujours montrées fort bénignes. Au contraire, dans les observations publiées, on est frappé de la rareté des complications, et principalement de l'albuminurie que l'on aurait pu le plus naturellement redouter à la suite de l'introduction d'une quantité relativement considérable de sérum étranger. Nous ne devons pas néanmoins passer sous silence quelques cas très rares dans lesquels il s'est produit tardivement de l'hématurie ou de l'hémoglobinurie, faits sur lesquels nous reviendrons à propos des accidents généraux de la sérothérapie.

A côté de cette question capitale du traitement de la diphtérie, les succès de la sérothérapie en suscitent une autre, non moins intéressante, celle de la prophylaxie de cette redoutable affection. L'insuffisance de la production du sérum a jusqu'ici rejeté un peu au second plan l'étude clinique de ses effets préventifs. On trouve néanmoins quelques documents à ce sujet dans les travaux de Katz, Mervius, Oppenheimer, Seitz, Beumer, Schüler, Hager, Hilbert. MM. Roux et Moizard ont également injecté préventivement un certain nombre d'enfants; aucun d'eux n'a pris la diphtérie. On doit néanmoins se demander combien de temps dure cette immunisation. Nous verrons plus loin que l'action du sérum est en général très passagère; aussi ne doit-on pas, si le danger de contagion persiste, ne pas trop compter sur cette durée, et ne pas éloigner les injections préventives.

Mode d'action du sérum antidiphtéritique. — Tout ce que nous avons dit de l'action physiologique intime du sérum antitétanique pourrait être reproduit ici. Après la découverte de Behring et Kitasato, on considérait comme certaine la destruction du poison par son mélange avec l'antitoxine, et, malgré quelques réserves de M. Büchner, on attribuait les phénomènes observés soit *in vitro*, soit dans le corps de l'animal, à cette action destructive exercée par le sérum sur la toxine. Mais la découverte du pouvoir préventif du sérum des animaux vaccinés dans des affections où l'on ne pouvait invoquer l'action antitoxique, est venue ébranler cette conception un peu simpliste.

Certains faits, constatés dans les recherches de MM. Roux et Martin sur les propriétés du mélange de toxine et de sérum antidiphtéritique, viennent à l'encontre de l'hypothèse d'une destruction ou d'une combinaison inoffensive du poison. Il semble plutôt que ce ne sont pas les substances qui se neutralisent, mais leurs effets physiologiques, en un mot que le remède se trouve à côté du mal. En effet alors que le mélange d'une partie de sérum et de neuf parties de toxine ne provoque, introduit sous la peau du cobaye, aucune réaction soit locale, soit générale, il produit, injecté dans le tissu cellulaire du lapin, un œdème assez marqué et peut même causer sa mort si on l'introduit dans ses veines. Le poison reste donc encore actif, et le sérum semble, tout en laissant la toxine intacte, rendre pour un temps les cellules de l'organisme insensibles à son action. Si ces dernières réagissent moins bien sous l'influence stimulante du sérum, ce dernier se montrera d'une efficacité moindre, et il sera nécessaire pour arriver à un même résultat d'employer des doses de sérum plus considérables. Dans certains cas mêmes, l'action stimulante du sérum pourra même n'être nullement ressentie par les cellules.

MM. Roux et Martin ont vu mourir sans retard sur les témoins, sous l'action du bacille ou de la toxine diphtéritique (et cela malgré l'inoculation de fortes doses de sérum), des cobayes en parfait état de santé apparente, mais qui avaient été plusieurs semaines auparavant soit vaccinés contre le choléra, soit inoculés avec du *bacillus prodigiosus*, ou du bacille de Kiel. Il résulte nettement de ces faits que le sérum agit sur l'organisme même, facteur éminemment variable, et non sur la toxine elle-même; car dans ce dernier cas, les mêmes doses devraient fatalement produire les mêmes effets dans des conditions d'expérimentation analogues.

Cette action sur l'organisme se manifeste-t-elle par une augmentation de l'activité phagocytaire? Telle est la question qu'a cherché à élucider M. Gabritchewsky, dans de récentes recherches. Les résultats auxquels il est arrivé tout d'abord semblent à première vue paradoxaux. Il a constaté en effet que, contrairement à ce que l'on observe dans d'autres maladies infectieuses (la pneumonie fibrineuse, par exemple), l'hyperleucocytose progressive du sang est d'un mauvais pronostic et ne s'observe guère que dans les formes très graves de la diphtérie. Au contraire la diminution du nombre des leucocytes est un indice d'amélioration que l'on constate presque toujours après les injections de sérum. Il est curieux de rapprocher cet effet du sérum de celui que l'on obtient en l'injectant à des animaux sains.

Sous cette influence, on observe constamment une augmentation parfois peu considérable, mais toujours sensible du nombre des leucocytes sanguins.

Mais si l'on réfléchit à ce que jamais le bacille de Löffler ne passe dans le sang, mais reste toujours confiné au niveau du point d'inoculation, on voit que cette leucocytose sanguine est d'un intérêt très relatif, si on la compare à l'importance de la leucocytose locale. A ce niveau, l'influence du sérum sur l'activité phagocytaire se fait sentir avec une très grande énergie. Dans des inoculations faites dans la chambre antérieure de l'œil, M. Gabritchewsky a constaté qu'après huit heures, il était impossible d'observer chez les lapins immunisés, des bacilles diphtéritiques libres, tous se trouvant à l'intérieur des cellules; chez les témoins au contraire, on pouvait constater à côté de nombreux phagocytes, de véritables cultures bacillaires. Après vingt-quatre heures, on ne peut retrouver aucun microbe chez les lapins traités, alors que chez les animaux non immunisés, l'œil est complètement envahi par les micro-organismes.

D'après cet auteur, cette inégalité dans l'action phagocytaire s'explique par la nécrose plus rapide des cellules chez les animaux non immunisés. Chez eux en effet, au bout de huit heures, on voit déjà de nombreux leucocytes nécrosés et présentant des noyaux désagrégés. Au bout de vingt-quatre heures, tous semblent atteints par ce processus. Il en résulte une sorte de séquestre, qui parfois peut être évacué et amener la guérison par cette expulsion simultanée du bacille et des cellules mortifiées.

Ce dernier mode de guérison semble être le plus fréquent lorsque l'inoculation est faite à la surface des muqueuses, au lieu d'être pratiquée dans l'intérieur des tissus. En ensemençant le bacille sur la muqueuse vaginale du cobaye légèrement cautérisée, on obtient, comme nous l'avons déjà vu, une fausse membrane typique déjà nette au bout de vingt-quatre heures, reposant sur un œdème inflammatoire beaucoup plus marqué chez les animaux témoins que chez les cobayes traités par le sérum.

Des coupes de la muqueuse au bout de trente-six heures sont des plus instructives. On peut en effet distinguer des couches successives dans l'ordre suivant : la couche de culture bacillaire, puis une couche de tissu nécrosé, au-dessous, une couche de globules de pus, et enfin le tissu muqueux hypérémié et présentant quelques épanchements sanguins. Ces différentes couches s'observent aussi bien chez les cobayes traités que chez les témoins. Mais chez ces derniers la couche des globules de pus est beaucoup moins marquée, et il faut voir une corrélation certaine entre l'abondance des leucocytes et la rapidité avec laquelle se détache la pseudomembrane chez les animaux traités par le sérum. M. Gabritchewsky attribue l'élimination rapide de la fausse membrane à une sorte d'histolyse sous l'influence directe des ferments sécrétés par les globules de pus. Cette propriété, que nous avons signalée le premier dans un mémoire sur l'érysipèle phlegmoneux, couronné par l'Académie de médecine, a été également constatée par M. Leber, et M. Borestnew; elle semble jouer un grand rôle dans la protection de l'organisme contre le bacille diphtéritique, et il serait intéressant de savoir quelle est son activité comparative chez les animaux traités par le sérum et les témoins.

Une fois la fausse membrane détachée, il reste une ulcération à la surface de laquelle pullulent les bacilles chez les animaux témoins, alors que, chez ceux qui ont subi l'action du sérum, il se déploie à ce niveau une activité phagocytaire intense qui empêche le microbe de pénétrer plus avant dans les tissus.

Les conclusions de ce travail sont donc de tous points analogues à celles que nous avons signalées à propos des autres affections dans lesquelles le processus curatif a été analysé dans tous ses détails : à savoir que l'influence du sérum se fait sentir sur les cellules de l'organisme, et spécialement sur les phagocytes, dont elle développe l'activité et le rôle protecteur en les rendant moins sensibles à l'action nocive du microbe ou de ses poisons.

CHAPITRE X

LA SÉROTHÉRAPIE CONTRE LES TOXALBUMINES VÉGÉTALES ET LES VENINS

Les toxalbumines végétales et les recherches d'Ehrlich. — Les venins. — Recherches de M. Calmette et de MM. Phisalix et Bertrand. — Vaccination antivenimeuse. — Le sérum antivenimeux. — Ses propriétés préventives et curatrices. — Dissociation par la chaleur du mélange de venin et de sérum. — Le venin reste intact dans le mélange ; le sérum agit donc sur l'organisme. — Non-spécificité du pouvoir immunisant du sérum. — La sérothérapie antivenimeuse pratique.

Les toxalbumines végétales. — Un des meilleurs arguments en faveur de la théorie antitoxique des humeurs est sans contredit les fondamentales recherches d'Ehrlich sur l'action du sérum sanguin d'animaux vaccinés contre certains poisons végétaux. Les substances expérimentées appartiennent à une catégorie toute spéciale et relèvent vraisemblablement des matières albuminoïdes. Telles sont, du reste, les conclusions des travaux de Koberts et de Stillmark, sur l'abrine, retirée du jequirity et la ricine, extraite du ricin.

Ehrlich a constaté que les animaux qui recevaient des doses non mortelles de ces poisons, s'y accoutumaient très rapidement et pouvaient bientôt en supporter des doses énormes sans présenter aucun symptôme. Bien plus, il a reconnu que le mélange de leur sérum avec ces toxines végétales pouvait être sans inconvénient injecté aux animaux neufs. Il en conclut que le sang des animaux immunisés possède la propriété de détruire ces poisons et, généralisant ces expériences aux poisons microbiens en s'appuyant sur les recherches presque contemporaines de Behring, Kitasato et Wassermann, il formula une théorie de l'immunité, dans laquelle cette dernière serait attribuée à la neutralisation des toxines bactériennes par les humeurs du corps. Les recherches d'Ehrlich mériteraient peut-être de nous arrêter plus longtemps si l'on ne pouvait établir une analogie complète entre elle et les récents travaux parus en France sur les venins des serpents. La similitude qui existe en effet entre les venins et les poisons microbiens, est encore plus frappante qu'entre ces derniers et les toxalbumines végétales d'Ehrlich. Même obscurité sur leur constitution chimique, même intensité d'action à des doses infinitésimales, même origine sécrétoire de corps vivants cherchant à se préparer des aliments, analogie très grandes des symptômes produits, voilà plus qu'il n'en fallait pour supposer entre l'action de ces substances l'existence d'un lien très étroit, que l'expérimentation est venue, et au delà, confirmer.

Les venins. — Vaccination antivenimeuse. — Les recherches, presque contemporaines de M. Calmette, d'une part, de MM. Phisalix et Bertrand de l'autre, ont établi qu'il était possible de donner au cobaye une immunité complète contre le venin des serpents.

MM. Phisalix et Bertrand ont surtout étudié le venin de la vipère, et ont reconnu que cette substance modifiée par un chauffage de cinq minutes à la température de 80 degrés jouissait de propriétés vaccinantes.

M. Calmette, se servant du venin du cobra, a obtenu de moins bons résultats en employant la chaleur comme moyen d'atténuation. Il préfère même inoculer de très petites doses de venin actif, en les élevant peu à peu de manière à obtenir une accoutumance progressive. Mais le procédé qu'il donne comme moyen d'élection, se rapproche beaucoup de celui employé par Roux et Vaillard, dans le tétanos et la diphtérie, et consiste dans la diminution de l'activité du poison pour l'addition d'une substance chimique. Mais au lieu de se servir de l'iode, M. Calmette donne la préférence aux hypochlorites de soude ou de chaux en solution très étendue (1/60). Le mélange de cette substance avec le venin le rend presque inoffensif, et permet d'en tolérer une quantité que l'on peut rendre de plus en plus forte en diminuant la dose d'hypochlorite. M. Calmette a même constaté que cette dernière substance, injectée en petites quantités à ses animaux pendant 4 ou 5 jours consécutifs, pouvait à elle seule créer l'état réfractaire.

Le sérum antivenimeux. — Le sérum des animaux vaccinés contre les venins par l'une quelconque de ces méthodes possède des propriétés immunisantes très nettes. Un mélange de 1 milligramme de venin de cobra ou de 4 milligrammes de venin de vipère avec une petite quantité de sérum de lapin immunisé peut être inoculé à un lapin neuf sans que celui-ci présente par la suite aucun malaise. L'action se produit aussi bien dans l'organisme que *in vitro*. L'injection dans le péritoine ou sous la peau d'un lapin neuf, de 3 à 4 cent. cubes de sérum d'un lapin fortement immunisé, permet à l'animal de tolérer sans malaise l'inoculation d'une dose deux fois mortelle de venin. Cette dernière restera inefficace, même si elle ne suit que de 24 heures l'injection du sérum.

En dehors de ces propriétés préventives, le sang des animaux vaccinés possède aussi un pouvoir curatif très net ainsi que le prouve l'expérience suivante, rapportée par M. Calmette : « Inoculons, dit-il, à un lapin une dose deux fois mortelle de venin pur qui tuera un témoin à peu près en trois heures. Une heure ou même une heure et demie après alors que les symptômes de l'envenimation commenceront à se manifester (régurgitations, accélération du cœur, dyspnée légère, parésie des membres), injectons dans le péritoine ou sous le peau en divers points du corps, 6 ou 8 centimètres cubes de notre sérum immunisant. L'animal reste plus ou moins longtemps dans un état de malaise alarmant, caractérisé d'abord par un peu d'hyperthermie, puis par une fièvre véritable. La température s'élève de 1°,5 ou à 2 degrés pendant quarante-huit heures, puis redescend graduellement à la normale. Tout accident est dès lors écarté, et si nous prélevons du sérum à ce lapin, nous constatons qu'il possède des propriétés préventives et antitoxiques. »

Il ne faudrait pas croire néanmoins que ce pouvoir du sérum soit en rapport direct avec le degré d'immunité de l'animal. Semblablement à ce qui a été constaté à propos des toxines bactériennes, M. Calmette a reconnu que certains lapins, incomplètement immuns, pouvait fournir du sérum antitoxique et que celui des animaux morts d'une envenimation insuffisamment traitée, présentait souvent ces propriétés à un très haut degré.

On le voit, l'identité est complète entre les venins et les poisons microbiens en ce qui concerne la vaccination et le pouvoir immunisant du sérum. Mais en outre, les propriétés spéciales des venins ont permis d'élucider plusieurs faits de la plus haute importance au point de vue du mode d'action des antitoxines.

On s'était en effet longtemps demandé si ces dernières n'agiraient pas sur les toxines en contractant avec elles une sorte de combinaison chimique, en les neutralisant pour ainsi dire par saturation. Les expériences que nous avons rapportées à propos du tétanos ont montré que ce degré de saturation était loin d'être constant et qu'un mélange toxique pour un animal ne l'était pas pour un autre. Mais il restait comme désidératum de séparer la toxine de son mélange avec l'antitoxine. Les propriétés très voisines de ces deux substances rendent le problème difficile à résoudre, car les toxines et les antitoxines du tétanos et de la diphtérie se comportent de la même façon en présence des divers agents et des réactifs.

Il n'en est pas de même pour les venins, plus résistants que ces différents corps à l'influence de la chaleur, et l'on a pu, en le chauffant à 70 degrés, rendre ses propriétés toxiques à un mélange inoffensif de venin et de sérum antivenimeux. A cette température, l'antitoxine est altérée et le venin ne l'est pas. La chaleur agit sur le mélange des deux substances comme si chacune était seule. Il paraît donc, ajoute M. Roux, que le venin était resté intact à côté de l'antitoxine, ou tout au moins, qu'il avait contracté avec elle une union bien instable.

L'étude du sérum antivenimeux a également donné d'intéressants résultats en ce qui concerne la spécificité de ce pouvoir préventif et curatif. On admettait en effet que chaque sérum n'agissait que sur une toxine déterminée : le sérum antitétanique se trouvait en effet complètement inefficace contre le poison diphtéritique. En ce qui concerne le venin des serpents, M. Calmette a d'abord établi que le sérum d'un animal immunisé contre le sérum du cobra ou de la vipère agit indifféremment sur tous les autres venins (naja, holocephalus, pseudechis, etc.). Ce fait intéressant serait peu concluant au point de vue qui nous occupe, étant donnée la grande analogie existant entre ces différents venins; mais, à l'instigation de M. Roux, M. Calmette a expérimenté l'action sur les venins d'autres sérums immunisants. Or il a constaté que le sang des animaux vaccinés contre le tétanos et la rage avait également la propriété de rendre inoffensif le venin avec lequel on le mélange; mais la proposition inverse ne s'est pas vérifiée, et le sérum antivenimeux a été impuissant à préserver un animal de l'action toxique du poison tétanique. Là encore apparaît la complexité de ces phénomènes sérothérapiques, qu'explique mal l'hypothèse d'une action chimique. Il est plus probable que l'action puissante du sérum antitétanique ou antirabique a pour résultat de rendre, pour un temps, les cellules insensibles à l'envenimation.

En dehors de ces intéressantes acquisitions théoriques, les recherches de M. Calmette et MM. Phisalix et Bertrand présentent aussi une importance pratique très grande. Si la mort par morsure de serpents est rare en France, elle est malheureusement fréquente en Australie, au Cap, aux Antilles, et surtout dans l'Inde où, d'après les statistiques du gouvernement britannique, 22000 personnes au moins succombent chaque année aux morsures de ces animaux. Or le sérum des animaux vaccinés constitue un traitement rationnel, d'une efficacité incontestable, vu que chez les animaux on peut obtenir la guérison en intervenant par ce moyen une heure et demie après l'inoculation du venin. Aussi, fort de ces expériences, M. Calmette s'est-il appliqué à préparer de grandes quantités de sérum thérapeutique, qu'il veut bien mettre à la disposition des médecins des colonies qui désireraient l'expérimenter.

CHAPITRE XI

MANUEL OPÉRATOIRE — ACCIDENTS

Extraction du sang chez les petits et les grands animaux. — Le sérum préventif. — Ses propriétés organoleptiques. Conservation. — Transport. — Flacons. — Ampoules. — Sérum desséché. — Les antitoxines précipitées. — Manuel opératoire de l'injection. — La seringue. — Sa stérilisation. — L'injection. — Après l'injection. — Injections intrapéritonéales. — Jamais d'injection intraveineuse. — Essais infructueux d'immunisation par ingestion de substances préventives. — Accidents. — Rareté des accidents rénaux. — Éruptions.

Le sérum employé, comme moyen thérapeutique, provient d'animaux vaccinés. Nous ne nous appesantirons pas sur les méthodes d'immunisation à la suite desquelles le sang de l'animal possède les remarquables propriétés que l'on utilise. Nous avons signalé, à propos de chaque affection, le procédé dont on se sert pour vacciner et l'animal d'élection que l'on doit employer. Nous indiquerons simplement dans ce chapitre la technique des différentes opérations ayant pour but l'extraction du sérum animal et son introduction dans l'organisme que l'on veut soumettre à son influence. On ne se sert encore dans la pratique courante que de sérum anti-tétanique et anti-diphtérique, mais les méthodes qui leur sont applicables le sont également à la préparation et à l'injection des autres sérums préventifs ou curateurs.

La technique employée pour recueillir le sang de l'animal vacciné varie considérablement suivant sa taille. Chez les petits animaux, comme le rat, le cobaye, le lapin et même le chien, il est difficile d'obtenir une quantité de sérum un peu considérable sans sacrifier l'animal. Pour recueillir le sang, on peut pratiquer une saignée artérielle en mettant aseptiquement à nu une artère volumineuse, l'artère fémorale par exemple, et en la sectionnant après avoir introduit le bout central dans un tube ou flacon conique stérilisé. On penche l'animal de telle manière que l'artère sectionnée occupe la partie la plus déclive et l'on peut, par cette méthode, obtenir la presque totalité du sang.

Au lieu de la saignée artérielle, on peut pratiquer la saignée cardiaque. Pour cela, on ouvre rapidement et aseptiquement la cavité thoracique. On engage le cœur dans le goulot d'un flacon à large ouverture préalablement stérilisé, et d'un coup de ciseaux, on pratique une large plaie intéressant les deux ventricules. On retourne l'animal, de manière à favoriser par l'action de la pesanteur l'écoulement du sang, que l'on peut recueillir presque en totalité. On attend ensuite la formation du caillot et l'on recueille le sérum de la même manière que celle que nous allons décrire pour la préparation de celui de gros animaux.

Chez ces derniers, en effet, on peut obtenir une assez grande quantité de sang, sans que pour cela l'animal en soit le moins du monde incommodé, de telle sorte que l'on peut pratiquer tous les mois, par exemple, une large saignée, et que l'on obtient ainsi une véritable source de sérum en prenant soin d'entretenir l'état de l'animal par des inoculations successives du microorganisme ou de ses produits. Le cheval est l'animal le plus commode; car chez lui des saignées de deux litres à trois litres passent pour ainsi dire inaperçues et peuvent être répétées chaque mois sans que l'animal en souffre. Comme en même temps il est, nous le verrons, facile à vacciner contre le tétanos ou la diphtérie, c'est surtout au cheval qu'est applicable le procédé que nous allons décrire. Néanmoins on peut opérer de même chez les autres animaux de même taille.

C'est au niveau de la veine jugulaire que l'opération est habituellement pratiquée. On rase l'animal à ce niveau; on savonne soigneusement la peau et on achève de l'aseptiser au moyen de compresses de sublimé. On divise d'un coup de lancette les régions les plus superficielles de la peau, dont le tissu serré pourrait opposer une trop grande résistance. Puis, en faisant saillir la veine par une compression en aval du cours du sang, on introduit d'un seul coup dans son intérieur un gros trocart un peu plus volumineux que celui qui sert à la ponction des ascites. Le trocart est muni d'un ajutage en caoutchouc terminé par un tube en verre qui conduit le sang dans un bocal stérilisé et recouvert d'une feuille de papier également stérile, que l'on transperce pour l'introduction de l'ajutage en caoutchouc. Il va sans dire que ce dernier ainsi que le trocart ont été tous les deux stérilisés dans l'autoclave à une température de 120 degrés. Après avoir recueilli deux à trois litres de sang, le trocart est retiré et le bocal, recouvert d'un second couvercle de papier stérilisé, est placé dans un endroit frais. Le caillot se forme bientôt, puis se rétracte de manière à former au centre du bocal une sorte de gâteau cylindrique flottant dans le sérum transparent.

On peut alors recueillir directement le sérum soit à l'aide d'une pipette à boule de Miquel, soit au moyen d'une pipette Chamberland. Pour cela, après avoir stérilisé le récipient par le flambage, à l'aide de l'extrémité effilée, que l'on passe préalablement dans la flamme d'une lampe à alcool, on perfore le couvercle de papier qui recouvre le bocal, et on aspire le sérum que l'on peut ensuite soit conserver dans la pipette, soit répartir dans des flacons comme nous le verrons plus loin.

Les précautions aseptiques que nous venons de signaler sont en général suffisantes; car le sérum liquide n'est pas un bon milieu pour le développement des microbes dont les germes existent habituellement dans l'air. Aussi peut-on, par ce moyen, obtenir un liquide d'une conservation parfaite alors que ces précautions seraient bien souvent insuffisantes pour d'autres milieux de culture microbienne.

Ainsi préparé, le sérum préventif est un liquide transparent, de couleur jaunâtre, ambrée, rappelant assez bien la teinte de l'urine normale; sa saveur est légèrement salée, son odeur nulle à moins que l'on y ait introduit une substance quelconque dans un but de conservation. Il ne présente aucune réaction chimique propre qui puisse affirmer ses propriétés spéciales et son action sur telle ou telle affection. Seul l'acte biologique auquel donne lieu son introduction dans l'organisme le caractérise et le différencie d'un sérum banal. Aussi ne saurait-on trop insister sur l'absolue nécessité qu'il y a de bien s'assurer de l'authenticité certaine de l'origine du médicament employé sous peine de s'exposer à administrer, sans contrôle possible, une substance inactive et parfois même nuisible, si le sang n'a pas été recueilli dans des conditions antiseptiques rigoureuses.

Le danger de ces contrefaçons n'est pas encore bien grand, mais, avec la généralisation de la méthode, il se peut qu'il s'accentue et qu'il se produise un fait analogue à celui qu'ont pu constater tous les praticiens au plus beaux jours de la méthode de Brown-Séquard. Il ne faut pas oublier combien est délicate et difficile l'immunisation des animaux, quelle connaissance technique exigent l'évaluation du pouvoir préventif, l'extraction du sang, etc.; aussi devra-t-on d'autant plus se défier de tout sérum ne provenant pas en droite ligne d'un lieu de préparation connu, que, ainsi que nous l'avons dit, aucun moyen de contrôle, autre que l'effet thérapeutique produit, ne peut témoigner de l'authenticité du remède.

Lorsqu'il a été recueilli aseptiquement avec les précautions énumérées ci-dessus, le sérum peut conserver longtemps son action thérapeutique, à condition de le garder à l'obscurité dans des flacons bien remplis, la lumière et le trop libre accès de l'air exerçant sur ses propriétés une influence défavorable.

On a cherché également à empêcher le développement des microorganismes par l'adjonction d'une substance antiseptique. L'acide phénique, d'abord employé en Allemagne, avait l'inconvénient de produire un peu d'inflammation au point d'inoculation. Aronson a cherché à le remplacer par le formaldéhyde, qui, avec une causticité beaucoup moindre, se montre 500 fois plus antiseptique que l'acide phénique. A l'Institut Pasteur, on se contente d'ajouter dans les flacons un morceau de camphre fondu qui surnage et protège le sérum sans se mélanger à lui, ce qui évite les inconvénients de l'introduction dans l'organisme d'une substance étrangère.

Pour la répartition du sérum dans les petits flacons, dans lesquelles en est facile l'expédition, on procède de la manière suivante. On aspire le sérum dans une pipette Miquel ou Chamberland préalablement stérilisée par le flambage, et on remplit chaque flacon, flambé également et protégé contre les poussières de l'air par un petit capuchon de papier, qui a accompagné le flacon dans l'opération de la stérilisation. Dans ce transvasement, on prend toutes les précautions d'usage en pareil cas dans les recherches bactériologiques. Tenant le flacon entre les derniers doigts de la main gauche, on soulève à l'aide du pouce et de l'index le capuchon de papier, et l'on introduit le bec effilé de la pipette, que l'on a préalablement stérilisé en le passant dans la flamme d'une lampe à alcool.

Le flacon une fois rempli, on introduit à l'aide d'une pince flambée un petit morceau de camphre dont la surface est débarrassée des poussières par une rapide combustion. Le flacon est ensuite bouché à l'aide d'un bouchon de liège stérilisé par une solution de sublimé, et recoiffé à nouveau de son capuchon en papier. Il est alors placé dans un petit bloc de bois évidé, et calé avec un peu de coton, ce qui rend son transport facile.

Si l'utilisation du sérum ne doit se faire que longtemps après le transvasement ou dans un lieu éloigné nécessitant un transport par la poste, la répartition se fait dans des ampoules de verre effilées et scellées aux deux extrémités qu'il suffit de briser au moment de l'injection.

En cas de transport lointain, on peut également se servir avantageusement de sérum desséché dans le vide et redissous ensuite dans 8 ou 10 fois son poids d'eau pure. Cette solution donne toutefois une petite tuméfaction locale passagère que ne donne pas le sérum naturel; ce dernier doit lui être préféré dans les conditions ordinaires.

M. Aronson avait conseillé de précipiter du sérum la partie active, en éliminant, prétend-il, jusqu'à 85 pour 100 de l'albumine inutile. L'antitoxine préparée par cette méthode est une poudre blanche soluble dans l'eau et mieux encore dans un alcali faible. Elle présente tous les caractères d'une substance albuminoïde, et, bien desséchée dans le vide, peut être chauffée jusqu'à 102 et 105 degrés sans perdre ses propriétés. Cette méthode est-elle un réel progrès? et mérite-t-elle d'entrer dans la pratique? Il est permis d'en douter, car avec des corps aussi fragiles et aussi peu connus que les antitoxines, les manipulations sont toujours dangereuses. C'est du moins l'avis de M. Roux, qui exprime ainsi son opinion : « Il peut être utile de condenser sous un faible volume l'antitoxine trop diluée, celle du lait par exemple ; mais il nous semble inutile de précipiter celle du sérum pour la redissoudre ensuite. Pourquoi toutes ces manipulations, quand il est si facile d'avoir un sérum qui sort des vaisseaux, plus actif que toutes les antitoxines prétendues concentrées. »

Le manuel opératoire des injections du sérum est des plus simples et est celui de toutes les injections sous-cutanées. Néanmoins on ne doit pas oublier qu'il faut opérer d'une manière rigoureusement aseptique pour ne pas attribuer au sérum des accidents qui ne relèveraient que de la négligence du médecin. Comme le dit très justement M. Landouzy, il n'y a pas deux asepsies, l'une médicale et l'autre chirurgicale, et l'on ne doit pas, pour une intervention qui relève de la petite chirurgie, négliger des précautions dont il faut s'entourer en entreprenant une opération plus grave. Aussi n'est-il pas inutile de rappeler la technique de ces injections sous-cutanées, telle que l'a formulée M. Martin dans ses leçons à l'Institut Pasteur.

On se sert d'une seringue stérilisable à l'eau bouillante et dont la contenance est de 20 centimètres cubes, dose habituellement employée. Cette seringue se compose : 1° d'un corps de pompe, 2° d'un piston en caoutchouc, 3° d'un ajutage représenté par un tube en caoutchouc de 10 centimètres de long et ayant à peu près le diamètre d'un gros drain, 4° d'une aiguille de 4 ou 5 centimètres de long. En un mot, c'est à peu près en plus volumineux la seringue à injection hypodermique ordinaire, avec l'interposition entre le récipient et l'aiguille d'une pièce flexible qui permet de faire l'injection malgré les mouvements du malade et supprime ainsi les inconvénients résultant de la rigidité des seringues ordinaires. Cet ajutage peut du reste s'adapter à toutes les seringues. Celle de M. Debove, avec l'aiguille en platine iridié, convient tout particulièrement à ces injections, en raison de son démontage et de sa stérilisation faciles.

La stérilisation de la seringue est en effet une partie importante de l'opération, et qu'il ne faut jamais négliger. Une immersion de 5 minutes dans l'eau bouillante est la méthode la plus simple et suffit dans la pratique courante. Pour plus de commodité, on peut placer la seringue dans un petit panier métallique qui permet de la retirer sans se brûler les doigts et dans lequel on la laisse refroidir.

Pendant ce temps, on pratique une soigneuse asepsie des doigts qui doivent être en contact avec le malade et de la peau de ce dernier au point où l'on se propose de faire l'injection. On choisit le plus souvent le flanc où le tissu cellulaire sous-cutané est abondant et n'est ni trop serré ni trop lâche, ce qui rend l'injection moins douloureuse et l'absorption plus facile. On pratique alors l'injection elle-même; laissons la parole à M. Martin : « Après avoir rempli la seringue de sérum, vous la prenez de la main droite à pleine main, entre les trois derniers doigts et la paume de la main. Entre le pouce et l'index restés libres, vous saisissez l'aiguille par sa base, c'est-à-dire à son point d'union avec l'ajutage en caoutchouc. De la main gauche vous faites alors un pli à la peau du flanc, et vous enfoncez l'aiguille à la base de ce pli, mais sans l'enfoncer par trop, de façon à ne pas dépasser le tissu cellulaire sous-cutané quand vous pousserez l'injection. A ce moment, c'est-à-dire lorsque l'aiguille est enfoncée, vous changez votre seringue de main; après quoi, de la main droite redevenue libre, vous poussez doucement le piston de la seringue en même temps que vous lui imprimez un léger mouvement de rotation. »

Une fois l'injection terminée, il suffit de recouvrir la zone de la piqûre d'un peu de coton hydrophile. Le sérum qui revient par l'orifice de la piqûre forme par sa dessiccation un enduit imperméable qui protège très suffisamment la petite plaie.

On doit alors, sans plus tarder, procéder au nettoyage de la seringue; car, en se desséchant ou en se coagulant à une prochaine stérilisation, le sérum qui reste dans la seringue, l'ajutage et surtout l'aiguille, aurait bientôt fait d'obturer ces derniers et de mettre l'instrument hors d'usage. Il est donc nécessaire de laver soigneusement avec de l'eau tiède et d'en aspirer à plusieurs reprises pour bien entraîner ce qui pourrait rester de sérum.

Telle est la technique que l'on doit suivre dans la plupart des cas. Peut-être dans certains cas très urgents, encouragé par les notions expérimentales, pourrait-on, en redoublant de précautions antiseptiques, pénétrer dans le péritoine et y faire l'injection de sérum qui paraît s'absorber encore plus rapidement par cette voie. Mais en aucun cas, sous prétexte de hâter la mise en action des propriétés préservatrices du sérum, en aucun cas, dis-je, l'on ne doit pratiquer d'injections intra-veineuses. Ce que nous avons dit des propriétés coagulatrices du sang ou du sérum, directement introduit dans les vaisseaux, doit faire complètement rejeter ce moyen extrême qui pourrait avoir pour résultat de provoquer des coagulations intra-cardiaques et des embolies pulmonaires rapidement mortelles. Le cas ne s'est jamais produit à notre connaissance, mais il suffit que les données de l'expérimentation puissent faire craindre un pareil accident pour que l'injection intra-veineuse doive être complètement proscrite. Le plus souvent du reste, l'absorption par la voie sous-cutanée est assez rapide pour les besoins de la pratique ; car la boule d'œdème produite par l'injection a généralement disparu complètement de 15 à 30 minutes après l'opération.

Les résultats de laboratoire ne permettent guère d'espérer que, dans certains cas, l'ingestion par les voies digestives de substances préservatrices pourrait exercer des effets sinon curateurs, du moins préventifs.

Quelque espoir avait été donné par les recherches d'Ehrlich, qui a constaté que de jeunes souris, nourries avec le lait d'une femelle vaccinée contre l'abrine ou la ricine, contractaient de cette manière l'immunité contre ces toxalbumines végétales. De même Wernicke avait réussi à immuniser des chiens en les nourrissant avec la chair de brebis vaccinées contre le bacille diphtéritique. Mais l'expérience de Wernicke nous semble un peu sujette à caution, car la chair musculaire semble en général dénuée de propriétés antitoxiques. Quant aux recherches d'Ehrlich, à côté des résultats positifs obtenus sur les animaux à la mamelle, le même auteur, en collaboration avec Brieger, a échoué chez l'adulte dans ses essais d'immunisation par la voie digestive. Ketscher est également arrivé à des résultats négatifs en faisant ingérer à des cobayes du lait de chèvre immunisée contre le choléra, lait qui, introduit par la voie sous-cutanée, les protégeait contre la péritonite cholérique.

Du reste l'addition de pepsine ou de pancréatine au sérum altère profondément ses propriétés préventives. Il semble donc douteux que l'ingestion par la voie stomacale puisse suppléer à la méthode rigoureuse des injections sous-cutanées.

Les accidents auxquels pourraient donner lieu les injections de sérum sont de deux ordres, les uns locaux et les autres généraux. Les premiers, qui consistent en abcès par suite de l'introduction maladroite de germes pyogènes au niveau de l'inoculation, peuvent être facilement évités par une asepsie soigneuse.

Les autres, liés à l'introduction dans la circulation du sérum antitoxique, sont également très rares et très bénins. On aurait pu craindre que, soit par suite de la destruction rapide de globules rouges, soit par suite de la présence de matières albuminoïdes non complètement identiques à celles du sang circulant normal, l'introduction d'un sérum animal puisse affecter le filtre rénal et amener soit de l'hémoglobinurie, soit de l'albuminurie liée à une glomérulonéphrite. L'observation montre qu'il n'en est rien et, bien plus, on peut constater que, dans des affections, comme la diphtérie, s'accompagnant fréquemment d'albuminurie, celle-ci s'amende rapidement sous l'influence du traitement sérothérapique. Comment donc interpréter ces quelques rares accidents hématuriques ou hémoglobinuriques apparaissant pendant la convalescence des malades traités par le sérum? Faut-il les attribuer à la maladie elle-même ou au traitement? Dans ce dernier cas, leur rareté même doit faire supposer que ces accidents sont dus à des conditions particulières, indépendantes du principe même de la méthode et que l'on pourra faire disparaître lorsqu'elles seront mieux connues.

Seuls, quelques petits accidents cutanés ont été souvent signalés. L'urticaire est l'éruption la plus fréquemment observée à la suite des injections de sérum. Elle ne s'est jamais montrée bien sévère et a toujours été très passagère sans montrer la moindre tendance à la récidive ou à la chronicité. On a noté également quelques érythèmes, se rapprochant le plus souvent du type scarlatiniforme, mais ne s'accompagnant ni de fièvre ni de desquamation. Du reste les propriétés toxiques du sérum auxquelles sont dues ces éruptions ne sont pas liées à l'existence de la substance préventive elle-même; le sérum normal est parfaitement susceptible de les provoquer, d'une manière plus ou moins accentuée suivant les espèces ou les individus. M. Legendre, par exemple, rapportait récemment à la Société médicale des hôpitaux le fait d'un cheval de l'Institut Pasteur dont le sérum donnait lieu presque à tout coup à des éruptions érythémateuses.

CHAPITRE XII

L'IMMUNISATION PAR LE SÉRUM ET LES AUTRES PROCÉDÉS DE VACCINATION

Caractères de l'immunité due au sérum. — Innocuité. — Rapidité. — Brève durée. — Expériences de Fränkel et Sobernheim sur les modifications organiques dues aux injections de sérum. — *Les autres méthodes d'immunisation.* — Caractères de l'immunité conférés par elles. — Maladie vaccinale. — Apparition tardive. — Plus longue durée. — Immunité active et immunité passive. — Indications respectives des différentes méthodes.

Avant de rechercher par quelle suite de phénomènes intimes le sérum primitif exerce sur les animaux une action protectrice aussi marquée, nous devons étudier quels sont, cliniquement, les caractères de l'immunité ainsi provoquée.

Caractères de l'immunité due au sérum. — Tout d'abord, en dehors des quelques petits accidents sans importance et beaucoup plus en rapport avec l'espèce animale qui a fourni le sérum qu'avec ses propriétés immunisantes, l'injection séreuse ne provoque par elle-même aucun phénomène particulier. Elle est donc absolument inoffensive et nous avons déjà insisté à plusieurs reprises sur cette innocuité qui donne à la sérothérapie une si grande supériorité sur les autres armes, souvent à deux tranchants, de l'arsenal thérapeutique.

Un autre caractère des plus importants de l'immunisation par le sérum est la rapidité de son action. Immédiatement après l'introduction du sérum et sa diffusion dans l'organisme, l'animal, sans présenter le moindre symptôme révélateur, passe de l'état neuf à l'état réfractaire et peut être aussitôt éprouvé avec le virus, auquel il se montrait quelques minutes avant absolument réceptif.

En revanche l'immunité ainsi provoquée est essentiellement passagère. Quelques jours après l'inoculation virulente dont l'animal a triomphé grâce à l'intervention du sérum thérapeutique, l'état réfractaire cesse et la réceptivité reparaît. Les expériences les plus précises à cet égard sont celles de MM. Vaillard et Roux, portant sur les souris traitées par le sérum antitétanique. Au bout d'une quinzaine de jours environ l'immunité s'affaiblit rapidement pour devenir complètement nulle au quarantième ou cinquantième jour.

La durée, comme du reste l'intensité de l'immunité obtenue par les injections de sérum, sont directement proportionnelles à la quantité de sérum introduit et à la puissance de son pouvoir préventif. Il semble donc que c'est à la persistance dans le sang de l'agent thérapeutique lui-même qu'est due cette immunité passagère qui ainsi naît avec son introduction et disparaît lorsque son élimination ou sa destruction est complète.

Dans certains cas néanmoins, la modification de l'organisme semble plus profonde et plus durable. C'est du moins ce qui résulte des recherches de MM. Fränkel et Sobernheim sur le pouvoir préventif du sérum anticholérique qui du reste, ainsi que nous l'avons vu, s'éloigne un peu du type classique des autres sérums immunisants. D'après leurs expériences en effet un cobaye qui a reçu 2 centimètres cubes de sérum préventif peut fournir lui-même, sans avoir été éprouvé avec des vibrions cholériques, un sérum préventif dont 2 centimètres cubes suffisent à immuniser un autre cobaye. Ce dernier devient à son tour une source de sérum immunisant. Mais après le troisième passage, le pouvoir s'affaiblit et disparaît.

Les mêmes auteurs attirent l'attention sur un fait non moins curieux et qui semble bien indiquer que l'organisme est assez profondément modifié par l'action du sérum préventif. Si l'on chauffe à 70 degrés le sérum d'un cobaye vacciné contre le choléra, le pouvoir préventif persiste, mais la propriété bactéricide acquise par l'immunisation est détruite. Néanmoins, si l'on injecte à un autre cobaye ce sérum qui n'est plus bactéricide mais qui est encore préventif, on provoque chez lui l'apparition dans son sérum de ces deux pouvoirs résultant simultanément de l'introduction du sérum chauffé.

Les autres méthodes d'immunisation. — Bien que ces observations semblent indiquer, au moins dans la péritonite cholérique, une modification organique plus générale que l'on ne l'aurait pu croire à priori, il y a loin des effets de cette méthode d'immunisation à ceux que produisent les autres procédés de vaccination antérieurement connus. Nous n'insisterons pas ici sur le grand nombre de moyens employés pour préserver les animaux contre les diverses infections, et dont nous avons indiqué les grandes divisions dans notre travail sur l'immunité. Nous rappellerons simplement qu'ils se groupent en deux grandes méthodes générales : l'inoculation des microbes vivants eux-mêmes, ou l'injection de leurs produits solubles.

Que l'on emploie l'un ou l'autre de ces procédés l'immunité produite diffère totalement de celle obtenue à l'aide du sérum, démontrant ainsi le principe suivant sur lequel nous nous sommes longuement étendus par ailleurs : à savoir que *l'immunité n'est pas une propriété biologique fixe et absolue, mais qu'au contraire la variabilité et la relativité font partie de son essence même.*

Alors que le sérum se montre totalement inoffensif et a besoin, pour que son action se révèle, d'être soumis au réactif virulent, l'introduction dans l'organisme des microbes pathogènes ou des toxines est toujours suivie chez les animaux réceptifs, de phénomènes morbides variés, infection locale en cas de vaccins vivants, intoxication plus ou moins marquée si l'on a recours aux produits solubles. Les différentes méthodes ont justement pour objectif de réduire ces manifestations nocives, de manière à ce que le but ne soit pas dépassé et l'affection produite trop grave. L'existence de ces accidents est pourtant nécessaire et la solidité de l'immunité acquise semble être en rapport avec l'intensité des phénomènes morbides liés à la vaccination, comme tout à l'heure nous avons vu qu'elle était proportionnelle à la quantité et à la puissance du sérum introduit.

Néanmoins dans certains cas, pour rendre un animal réfractaire à un virus puissant, il serait nécessaire de le soumettre à une immunisation sévère, dont les résultats directs pourraient être redoutables. Aussi divise-t-on en plusieurs doses cette somme morbide que l'organisme ne pourrait peut-être pas supporter et l'on a recours aux vaccinations graduées, l'animal franchissant à chaque opération un échelon de cette échelle de l'immunité, dont il n'aurait pu atteindre le sommet d'un seul coup.

Mais que l'immunisation par l'une quelconque de ces deux méthodes nécessite une ou plusieurs inoculations, jamais l'effet utile, c'est-à-dire l'état réfractaire, n'est immédiatement acquis; il se passe toujours entre les vaccinations et l'apparition de l'immunité un délai plus ou moins long, délai qui se chiffre habituellement par jours, et quelquefois même par semaines. Ce temps est nécessaire pour que la perturbation organique, liée aux inoculations virulentes, ait disparu, laissant derrière elle la modification profonde de l'économie qui correspond à l'état réfractaire.

En revanche, si elle est plus longuement et plus péniblement acquise que celle due au sérum préventif, l'immunité produite par les vaccins vivants ou solubles est infiniment plus durable. Ces études sont trop récentes pour que l'on puisse donner des chiffres très précis; mais l'on peut dire que, si la durée de l'une se compte par jours, celle de l'autre au contraire atteint certainement des années dans certaines affections. Le meilleur exemple et le plus connu est l'immunité contre la variole due à la vaccine; le terme de dix ans est certainement le minimum assigné à sa durée.

Théoriquement M. Ehrlich a très heureusement caractérisé la différence entre ces deux variétés d'immunité, en désignant sous le nom d'immunité active celle qui est due à l'action des virus vivants ou des toxines, et en lui opposant l'immunité passive, liée aux injections de sérum. Pour M. Behring, qui adopte cette terminologie, l'immunité active serait la propriété même de l'animal vacciné, et l'immunité passive le transport à un animal neuf d'une partie de ce pouvoir par l'intermédiaire du liquide sanguin.

Indications respectives des différentes méthodes. — On voit donc combien sont différentes dans leur essence même ces deux sortes d'immunité. Innocuité et rapidité, tels sont les avantages de la méthode sérothérapique ; solidité et durée, tels sont ceux des procédés de vaccination par les virus vivants ou leurs produits. On comprend donc que l'indication de leur utilisation respective variera avec les caractères mêmes de l'immunité qui en résulte.

L'incomparable supériorité de la sérothérapie est de pouvoir, en raison de la rapidité de son action, être utilisée comme moyen de traitement; sous ce rapport-là, elle est infiniment supérieure à la vaccination par les microbes ou leurs produits. Les essais, faits avec ces derniers, ont toujours été plutôt négatifs. Nous avons vu, en effet, en parlant de la rage, que l'on n'était pas encore bien fixé sur le mode d'action de la méthode Pastorienne, et qu'il n'y aurait rien d'étonnant à ce que le principe en soit très analogue à celui de la sérothérapie. D'autre part son efficacité disparaît dès que la maladie est déclarée, et son action est par cela même plutôt préventive que curative.

Quant aux traitements par les extraits microbiens, la place nous manque pour en faire ici le procès. Les insuccès de la tuberculine de Koch ont eu assez de retentissement pour que nous n'ayons pas à nous y appesantir. Quant aux résultats curatifs obtenus par MM. Klemperer à l'aide d'injections de toxine de pneumocoque au cours de la pneumonie, nous pensons *a priori* que cette méthode doit être moins inoffensive que cela semble résulter de leurs expériences, et pour notre part, en l'absence de nouveaux documents de contrôle et en présence des résultats négatifs de Bunz Fédern, nous hésiterions à soumettre des pneumoniques à cette méthode héroïque.

Comme moyen préventif, la sérothérapie est également appelée à rendre de grands services. Dans les épidémies localisées et brusques, on pourra, en raison même de son innocuité, provoquer chez les individus qui ne pourront se soustraire à l'influence morbigène, un état réfractaire qui durera autant que le danger lui-même. De même lorsqu'un individu aura été soumis à une action pouvant entraîner l'évolution chez lui d'une maladie infectieuse déterminée, on pourra prévenir cette dernière en devançant son apparition par les injections de sérum immunisant. La prophylaxie diphtérique est jusqu'ici le type de la première de ces deux applications, de même que la prévention tétanique est le meilleur exemple de la seconde.

En revanche, la vaccination plus solide et plus durable par les microbes vivants ou leurs toxines, sera réservée à la prophylaxie des dangers permanents, dont rien ne peut faire prévoir l'apparition ou la recrudescence. C'est pourquoi la sérothérapie ne pourra, par exemple, jamais suppléer à la vaccination jennérienne chez l'homme, à la vaccination anticharbonneuse dans les troupeaux, en supposant que l'on arrive à obtenir des sérums combattant efficacement la variole et le charbon. Ces quelques exemples font bien saisir la différence fondamentale qui existe entre les deux méthodes, les indications et les contre-indications de chacune ainsi que l'immensité des services que chacune est susceptible de rendre.

CHAPITRE XIII

ORIGINES DU POUVOIR IMMUNISANT DU SANG ET DES AUTRES HUMEURS DE L'ORGANISME

Élément actif du sérum. — Antitoxine ou stimuline. — Essais infructueux de détermination chimique. — *Origine de la substance active.* — Théorie d'Emmerich et les immunotoxoprotéines. — Origine cellulaire. — Les alexocytes. — Les leucocytes polynucléaires. — Les organes : rate, capsules surrénales. — Les autres humeurs de l'organisme. — Propriétés préventives du lait.

Élément actif du sérum. — Les analogies qui existent entre la genèse et les effets du sérum préventif dans les différentes infections que nous avons étudiées, nous amènent à nous demander quel est le lien commun qui les unit et quelle est la cause prochaine de cette si remarquable propriété immunisante. Il est hors de doute qu'il existe dans ces différents sérums un élément à la présence duquel doit être rapporté le pouvoir préventif. On admet généralement que cet élément est une substance chimiquement définissable, à laquelle on a donné, suivant les théories, les noms d'antitoxine ou de stimuline. Mais cette hypothèse et ces noms résument tout ce que nous savons de précis sur la nature intime de cette substance qui se révèle par une action biologique si intense.

Les essais pour la concentrer ou l'isoler n'ont pas fait défaut. On doit aux recherches d'Hammarsten et Tizzoni de savoir que si l'on précipite la globuline du sérum par les procédés usuels, la matière albuminoïde qui reste, la sérine, est complètement inactive. Par une méthode analogue, Aronson prétend avoir obtenu une substance albuminoïde cent fois plus active que le sérum diphtérique ayant servi à sa préparation, sans pour cela prétendre avoir obtenu l'anti-toxine à l'état de pureté. En somme, la discussion qui s'élève à propos de la nature de cette substance protectrice est la même que celle, non encore close, qui a pour objet la nature des toxines microbiennes, tétaniques ou diphtériques. A ceux qui retirent des substances cent fois, mille fois plus actives que la matière primitive, on peut objecter que rien ne prouve que leur détermination chimique n'ait pas seulement caractérisé le véhicule inerte de la substance véritablement active. Toutes les recherches sur diastases en sont là et il est bien probable que l'on se trouve encore en présence de l'un de ces phénomènes zymotiques qui sont la clef du problème encore indéchiffrable de la vie.

Origine de cette substance. — Quoi qu'il en soit

de la nature chimique de la substance active, nous devons chercher à pénétrer son origine et son mode de formation. L'une des premières hypothèses émises est celle d'Emmerich, qui faisait provenir l'anti-toxine de la combinaison de la toxine avec certaines substances albuminoïdes du sang. Il donnait à ce composé complexe le nom d'immunotoxoprotéine. S'il est certain, comme nous le verrons plus loin, que l'existence du pouvoir préventif est lié à l'introduction des produits bactériens dans l'organisme, l'hypothèse d'Emmerich tombe devant le fait suivant, observé par MM. Roux et Vaillard chez les animaux vaccinés contre le tétanos : on peut enlever par des saignées successives une quantité de sang égale à la masse totale de ce liquide sans que le pouvoir anti-toxique en soit pour cela notablement diminué, et cela sans nouvelle introduction de toxine. Cette persistance, en dehors de la présence du facteur admis comme constituant par Emmerich, montre bien que la toxine ne produit pas directement l'anti-toxine par une transformation ou une combinaison organique.

Si l'on ne doit pas chercher en dehors de l'économie l'origine effective de l'anti-toxine, on est obligé d'admettre que, quelle que soit sa nature, dynamique ou chimique, elle est formée de toutes pièces par l'organisme et résulte de la mise en activité de ses fonctions vitales sous l'influence d'agents déterminés, qui sont dans l'espèce les microorganismes pathogènes ou mieux encore leurs produits de culture.

Mais il est difficile d'aller plus loin par le raisonnement sans entrer dans le domaine des hypothèses. La présence prépondérante de l'anti-toxine dans le sang, rend ardue la détermination exacte du mécanisme de sa production. Il est difficile néanmoins d'admettre une modification directe des humeurs et les partisans les plus absolus de la théorie humorale tendent à concéder que cette action du sérum est due à l'activité de certaines cellules; ils veulent même établir par cette concession une sorte de transition entre les humoristes et les partisans exclusifs des théories cellulaires. A l'appui de cette hypothèse, nous pouvons citer l'intéressante constatation de M. F. Klemperer, qui a vu que le jaune de l'œuf de la poule immunisée était anti-toxique alors que le blanc ne l'était pas.

Mais si l'on se range à cette opinion, certes la plus plausible, étant données les récentes découvertes sur les sécrétions internes, la solution ne semble que reculée et la détermination de l'élément cellulaire qui déverse l'anti-toxine dans le sang, est encore à faire.

Nous avons, dans notre travail sur l'immunité, insisté sur le rôle attribué aux leucocytes éosinophiles par certains expérimentateurs, au premier rang desquels il faut citer Hankin et Kantack.

Pour ces auteurs, ces cellules, auxquelles il n'est dévolu aucune action phagocytaire directe, secrèteraient certaines substances protéiques, qualifiées d'alexines, et dont la présence dans les humeurs aurait pour résultat d'exercer une influence nocive sur les microorganismes et de les désarmer contre les leucocytes polynucléaires, les véritables phagocytes qui ne seraient ainsi que des moyens de défense de second rang. On pourrait supposer que la substance préventive est également due à une sécrétion interne de ces alexocytes, puisque tel est le nom que les fauteurs de cette théorie donnent aux cellules éosinophiles.

Les critiques très justes de M. Metschnikoff contre la théorie des alexocytes réduisent à néant cette hypothèse. Cet auteur en effet a démontré que les vaccinations ou les infections sont sans aucun effet sur le nombre ou l'activité de ces cellules qui prennent au contraire une part prépondérante dans l'histologie pathologique de certaines maladies non infectieuses comme la leucocythémie et l'asthme. Il explique l'erreur d'interprétation de MM. Hankin et Kantack par une confusion due à l'espèce animale qui a servi à leurs expériences. Chez le lapin, en effet, sur lequel ils ont fait leurs recherches, on rencontre un grand nombre de leucocytes polynucléaires, véritables phagocytes, dont le protoplasma contient un grand nombre de granulations qui, malgré leur électivité pour les couleurs d'aniline neutres, peuvent au premier abord en imposer pour des cellules éosinophiles et facilitent ainsi l'erreur dans laquelle semblent être tombés les expérimentateurs anglais; car l'infection ou la vaccination exerce sur ces cellules une influence directe très nette, principalement en ce qui concerne leur nombre.

Mais si les leucocytes éosinophiles semblent devoir être mis hors de cause, en est-il de même des autres globules blancs du sang? Parmi les faits connus, les uns sont en faveur de cette opinion, les autres plaident au contraire contre elle. Parmi ces derniers, on peut citer au premier rang l'absence du pouvoir préservateur du pus. Il semble en effet que, si la substance préventive était le produit de l'activité des leucocytes polynucléaires, elle devrait atteindre son maximum dans ce liquide, où ils sont réunis en si grand nombre. Or il résulte des recherches de Botkin que le pus des animaux fournissant un sérum anti-tétanique puissant, possède, au contraire, des propriétés anti-toxiques très faibles. Des observations analogues ont été faites dans d'autres affections.

Néanmoins on ne peut se défendre de quelques rapprochements, entre ce pouvoir préventif et les autres propriétés vitales du sérum sanguin dont nous avons parlé dans le premier chapitre. Or, il semble que ces dernières relèvent en grande partie de l'activité leucocytaire, soit que les globules blancs sécrètent des ferments spéciaux, soit que leur matière constitutive, la nucléo-albumine, joue un rôle chimique dans la genèse de ces propriétés. Nous n'insisterons pas sur le rôle attribué aux leucocytes dans la coagulation sanguine, et sur lequel Peckelharing est récemment revenu, non plus que sur l'importance que leur prête Arthaud dans la genèse du pouvoir glycolytique.

Mais c'est surtout au pouvoir bactéricide que l'on a voulu comparer la propriété préventive, et malgré les grandes différences qui existent entre ces deux qualités biologiques, il est intéressant de rappeler les observations qui semblent assigner au pouvoir bactéricide une origine leucocytaire. On sait, en effet, depuis les travaux de Behring et Nissen sur le vibrion de la septicémie aviaire, de M. Zaslein sur le vibrion de Koch, que le sérum des animaux vaccinés contre ces microorganismes exerce sur ces derniers une action bactéricide que l'on ne rencontre pas chez les animaux neufs. Or, M. Pfeiffer a montré que chez les animaux hypervaccinés, le sérum sanguin arrive à détruire presque complètement les microbes sans intervention phagocytaire. Des observations de M. Metschnikoff il semble résulter que ce fait, dont on voulait faire une objection à la théorie de la phagocytose, tourne au contraire en sa faveur, si l'on veut songer aux conditions dans lesquelles s'effectue la digestion dans la série animale. D'abord intracellulaire chez les infusoires, elle devient ensuite mixte, puis extracellulaire, à mesure que l'on s'élève dans l'échelle organique. Il suppose donc, thèse très séduisante, qu'un fait analogue explique l'objection de M. Pfeiffer, et que si les leucocytes des cobayes vaccinés sécrètent des substances capables de tuer les vibrions, chez les hypervaccinés ces dernières deviennent tellement abondantes qu'elles peuvent s'échapper au dehors et diffuser dans le sérum. Se passe-t-il un fait analogue en ce qui concerne le pouvoir préventif? l'avenir nous l'apprendra sans doute.

Quant à la sécrétion de l'anti-toxine par un organe déterminé, les expériences sur ce point sont plutôt négatives. Dans les recherches de MM. Roux et Vaillard sur le tétanos, ces auteurs n'ont rencontré dans aucun organe une prédominance du pouvoir anti-tétanique d'une manière assez constante pour permettre de le regarder comme point originel. Néanmoins, pour des raisons de divers ordres, on a eu surtout une tendance à faire jouer à la rate ou aux capsules surrénales un rôle prépondérant dans la production de l'anti-toxine.

En ce qui concerne la rate, le seul argument est l'expérience, déjà ancienne, mais restée unique et sans contrôle, de MM. Tizzoni et Cattani, qui ont vu que l'on ne pouvait vacciner contre le tétanos les animaux privés de leur rate. Ce fait, rapproché des alexines spléniques de Hankin, tombe devant la constatation de M. Vaillard, qui a observé plusieurs animaux vaccinés contre le tétanos dont la pulpe splénique ne possédait aucune propriété antitoxique.

Quant aux capsules surrénales, on y a surtout songé par analogie. Des recherches d'Abelous et Langlois il résulte que ces organes semblent exercer une protection contre les toxines organiques qui proviennent de l'activité musculaire. Cette action anti-toxique a été rapprochée du fait anatomique de la congestion presque hémorrhagique des capsules surrénales dans les intoxications par les toxines microbiennes et principalement la toxine diphtérique. Néanmoins, aucun fait positif ne peut être invoqué à l'appui de cette hypothèse.

En somme, il semble certain que le sérum sanguin est l'élément organique qui présente au plus haut point le pouvoir préventif. C'est à lui que semblent avoir emprunté leurs propriétés les différentes autres humeurs de l'organisme auxquelles on a également reconnu une action analogue. La sérosité de l'œdème, bien que contenant moins de fibrine que le sérum sanguin, possède des propriétés égales à celles de ce dernier. L'humeur aqueuse est un peu moins active. L'urine et la salive même provenant d'animaux très fortement immunisés ne possèdent, en général, le pouvoir préventif que dans des proportions extrêmement faibles. Nous avons vu, d'autre part, que le pus ne possédait pas non plus une activité comparable à celle du sérum sanguin.

Une étude spéciale doit être consacrée au pouvoir préventif et anti-toxique du lait. Les premières expériences à ce sujet sont celles d'Ehrlich, qui a constaté que l'alimentation de jeunes souris réceptives par le lait d'une mère réfractaire aux toxines végétales suffisait à leur conférer l'immunité. Dans un travail spécial, MM. Brieger et Ehrlich ont, plus tard, établi les propriétés immunisantes du lait des animaux vaccinés contre plusieurs infections. Dans leurs recherches sur la sérothérapie tétanique, MM. Roux et Vaillard placent le lait immédiatement après le sérum, d'après sa teneur en substance anti-toxique. Cette question a fait l'objet d'un consciencieux travail de M. Ketscher, qui a établi que le lait d'une chèvre vaccinée contre le choléra possède des propriétés immunisantes très marquées, sans présenter néanmoins aucune propriété bactéricide. Ces conclusions ont été corroborées par les expériences de Klemperer et de Popoff, portant également sur la prévention cholérique. Néanmoins, dans ses recherches sur l'immunisation contre la diphtérie, Koudrevetzki n'a jamais obtenu de résultats positifs bien nets avec le lait d'une chèvre dont le sérum possédait pourtant des propriétés préventives très nettes.

Il semble que cette présence des substances protectrices dans le lait soient surtout un acte de déperdition; aussi la puissance du sérum sanguin diminue-t-elle, toutes choses égales d'ailleurs, plus rapidement chez les femelles laitières. Malgré la facilité qu'offrirait le lait dans la sérothérapie pratique, il est douteux qu'il arrive, au moins dans de nombreuses affections, à remplacer le sérum immunisant. Néanmoins, dans certains cas, ses propriétés pourraient être utilisées avec succès, principalement en cherchant à concentrer son pouvoir en provoquant un précipité alcoolique qui contient toutes les substances actives et peut être redissous dans un moindre volume d'eau.

Quant à la macération aqueuse des organes splanchniques, qui semble avoir donné entre les mains de Mosny des résultats supérieurs au sérum lui-même dans la vaccination pneumonique, elle semble être d'une application restreinte, et il est probable qu'en pratique, on préférera, lorsque l'on pourra choisir, une méthode qui ne nécessite pas comme cette dernière le sacrifice de l'animal.

CHAPITRE XIV

PHYSIOLOGIE GÉNÉRALE DE L'ACTION DU SÉRUM IMMUNISANT SUR L'ORGANISME

Pouvoir immunisant et pouvoir bactéricide. — Différence de résistance à la chaleur. — Inconstance du pouvoir bactéricide. — Pouvoir immunisant et pouvoir atténuant. — Erreur d'interprétation faisant croire à l'existence de ce dernier. — Pouvoir immunisant et pouvoir anti-toxique. — Existe-t-il un pouvoir anti-toxique? Persistance de la toxine dans le mélange avec le sérum. — Preuves directes et indirectes. — Inoculations du mélange séro-toxique aux animaux récemment vaccinés contre une autre affection. — *La stimulation de la défense organique.* — Influence sur la phagocytose. — Leucocytose sanguine. — Leucocytose locale. — Augmentation de la résistance des leucocytes aux toxines. — Stimulation de leurs fonctions zymotiques. — Autres substances stimulantes. — *Action des leucocytes sur les poisons solubles.* — Venins. — Toxalbumines. — Poisons minéraux. — Recherches de Chatenay, Metschnikoff, Kossel, Zamoïloff, etc. — Prépondérance de la fonction phagocytaire.

Nous avons, à propos de chaque infection et de son traitement sérothérapique, signalé dans ses grandes lignes le mode d'action probable du sérum immunisant. Les résultats auxquels nous sommes parvenus ne semblent pas au premier abord absolument univoques, et nous devons nous demander ici si l'interprétation du pouvoir préventif est susceptible d'être comprise dans une théorie générale.

Pouvoir immunisant et pouvoir bactéricide. — Les progrès de la science réduisent à néant toute tentative de confusion entre le pouvoir préventif et la propriété bactéricide de certains sérums. Cette dernière, beaucoup plus fragile, puisqu'au lieu de supporter une température de 70 degrés elle ne résiste pas à un chauffage à 60 degrés, est du reste trop inconstante chez les animaux immunisés pour que l'on puisse songer à lui faire jouer un rôle sérieux dans la genèse de l'immunité ainsi que nous l'avons vu dans notre précédent travail.

C'est en vain que l'on peut objecter la propriété bactéricide relative des animaux vaccinés ou hypervaccinés contre le vibrion aviaire ou cholérique, celle encore plus relative que l'on constate dans le sang des lapins immunisés contre le pneumocoque; les exemples abondent des affections où le sérum des animaux vaccinés contre le microorganisme n'exerce directement sur lui aucune influence nocive tout en possédant un pouvoir préventif marqué. Nous avons signalé de pareils faits à propos du choléra hog, de la fièvre typhoïde, du tétanos, de la diphtérie, etc. On ne peut nier qu'il y ait entre ces deux propriétés une affinité bien nette que les expériences de MM. Fränkel et Sobernheim que nous avons rapportées à propos du choléra, mettent bien en lumière; mais plus sensibles encore sont les différences qui font du pouvoir bactéricide une propriété essentiellement contingente, et du pouvoir préventif un acte vital d'une constance et d'une importance beaucoup plus grandes.

Pouvoir immunisant et pouvoir atténuant. — Nous n'insisterons point sur le rôle que l'on pourrait attribuer au pouvoir atténuant des humeurs. Cette théorie, universellement abandonnée aujourd'hui, était, comme nous l'avons vu, basée sur une erreur d'interprétation du pouvoir préventif et a eu, en tout cas, l'immense avantage d'attirer l'attention sur ce dernier, à l'étude duquel elle a rendu de grands services.

Pouvoir immunisant et pouvoir anti-toxique. — On a voulu identifier le pouvoir anti-toxique avec le pouvoir préventif, et faire absorber complètement le second par le premier. La diffusion, dans le grand public, du mot anti-toxine sous lequel on désigne le sérum préventif anti-tétanique ou anti-diphtérique, n'a pas peu contribué à accréditer cette erreur qui, bien que récente, est déjà enracinée dans beaucoup d'esprits. Or rien n'est plus faux que cette confusion; car le pouvoir préventif correspond à une donnée beaucoup plus générale que le pouvoir anti-toxique, qui n'a guère été signalé que dans le tétanos et la diphtérie.

Les recherches sur le choléra hog, la fièvre typhoïde, la pneumonie, la septicémie aviaire, le choléra, ont montré que dans toutes ces affections, le sérum des animaux vaccinés contre elles, protégeait bien un organisme neuf contre les microorganismes, mais restait sans aucune action sur leurs produits de culture. Le pouvoir préventif pouvant exister sans aucune propriété anti-toxique, ce n'est donc pas à cette dernière qu'est due la protection de l'organisme comme les exemples de la diphtérie ou du tétanos tendraient à le faire croire. En présence de ce fait, on doit se demander s'il existe réellement une action anti-toxique, c'est-à-dire si le sérum agit réellement sur la toxine pour la rendre inoffensive, ainsi que l'ont cru ceux qui ont découvert ces faits si intéressants.

La constatation directe semble difficile. En effet, nos connaissances sur la nature chimique des toxines tétanique et diphtérique ne nous permettent pas de découvrir les modifications matérielles qu'elles peuvent subir par leur mélange avec le sérum immunisant. On est toujours obligé, pour apprécier les qualités de ce mélange, d'avoir recours au réactif vivant, ce qui a l'inconvénient d'introduire dans le problème un troisième facteur qu'on a eu le tort de considérer longtemps comme passif. Or il ne semble nullement en être ainsi, et les expériences récentes semblent bien montrer que c'est sur lui et non sur le poison microbien que le sérum exerce son action : les preuves de cette assertion sont les unes positives, les autres négatives.

Parmi ces dernières, on peut placer la constatation directe de la non-destruction de la toxine par son mélange avec le sérum. L'extrême fragilité des poisons diphtérique et tétanique rend cette expérience directe impossible; car en voulant détruire le pouvoir anti-toxique du sang, on détruit également la toxine. Mais les analogies entre ces poisons et les venins des serpents permettent de leur appliquer l'observation que nous avons signalée à propos de ces derniers : à savoir qu'un mélange de sang anti-venimeux et de venin, en proportion telle qu'il est complètement inoffensif, récupère toute sa nocivité par un chauffage à 70 degrés, cette température annihilant le pouvoir anti-venimeux du sang, sans altérer le venin dont on démontre ainsi la persistance en nature dans le mélange.

Du reste, si le sérum agisait sur la toxine, de telle manière, par exemple, qu'une partie de sérum détruise une partie de toxine, on pourrait injecter à un animal, sans qu'il en souffre, une quantité indéterminée du mélange, pourvu que la proportion de sérum et de toxine reste la même, et soit suffisante pour la neutralisation de cette dernière. Or il n'en est pas ainsi et des doses très fortes du mélange exercent toujours une action fatale.

On arrive aux mêmes conclusions si, au lieu de faire varier la quantité du mélange, on modifie le troisième facteur de l'expérience, c'est-à-dire la résistance de l'animal réactif. Si le mélange était inoffensif en lui-même et l'organisme passif, tous les animaux d'une même espèce devraient résister de manière égale. Or il n'en est rien; si l'on injecte un mélange de toxine tétanique et de sérum anti-tétanique à un cobaye présentant tous les signes d'une santé parfaite, mais qui a été récemment vacciné contre une maladie microbienne, le choléra, par exemple, on constate qu'il succombe à l'injection d'une quantité de mélange complètement inoffensive pour un cobaye normal. Bien plus, si, après l'inoculation du mélange sérotoxique, on injecte à un cobaye des produits de culture microbiens, le tétanos peut se déclarer chez lui, preuve évidente de la persistance du poison tétanique dans le mélange.

Ces observations sont concluantes. Le sérum n'agit pas directement sur la toxine, qui existe intacte et à côté de la substance protectrice; et cette dernière exerce son action en mettant en jeu certaines forces de l'organisme dont l'intégrité absolue est nécessaire pour que son influence se manifeste.

La stimulation de la défense organique. — L'action anti-toxique n'existe donc pas et l'on peut confondre cette propriété avec le pouvoir préventif dans les maladies où le sérum ne protège nullement l'économie contre les produits microbiens. Dans les deux cas en effet, il s'agit d'une stimulation donnée aux forces de l'organisme; aussi préférons-nous de beaucoup le mot de « stimulines », donné par M. Metschnikoff aux substances protectrices, au vocable « antitoxine », qui n'est que la consécration d'un fait erroné.

Sur quelles cellules s'exerce cette stimulation, et quels sont les phénomènes biologiques qui en sont la conséquence? telles sont les questions qui se posent naturellement. Ce que nous avons dit du rôle prépondérant de la phagocytose dans la genèse de l'immunité, peut facilement faire prévoir la réponse. C'est en effet principalement sur les phagocytes que les stimulines du sérum semblent exercer leur action élective; l'augmentation de nombre est le premier effet de cette excitation.

Dans le plus grand nombre des infections, il se produit une véritable leucocytose sanguine par accroissement considérable du chiffre proportionnel des leucocytes polynucléaires. La numération comparative donne des résultats intéressants lorsqu'on la fait porter sur des animaux neufs, vaccinés et traités par le sérum. Néanmoins cette règle n'est pas absolue, et cette leucocytose générale n'est pas observée dans les cas où le parasite reste strictement limité au niveau de la lésion locale.

Les recherches de M. Gabritchewsky sur le rôle

des leucocytes dans l'infection diphtéritique, ont montré que dans cette affection la leucocytose générale était, au contraire, d'un mauvais pronostic. L'un des premiers effets de l'injection du sérum curateur serait de diminuer le nombre des leucocytes sanguins. Mais en revanche l'étude de la lésion locale conduit à des conclusions diamétralement opposées. Alors que chez l'animal neuf, on trouve un grand nombre de bacilles libres et de leucocytes dégénérés, chez celui qui a reçu le sérum, les microbes sont au contraire tous englobés dans les nombreux phagocytes qui forment à l'invasion bacillaire une barrière vivante. Donc sous l'influence de la stimuline, les leucocytes se montrent plus nombreux au niveau du point d'implantation du microorganisme, et surtout plus résistants à l'action nécrosante de la toxine, ce qui leur permet d'englober les bacilles au lieu de succomber sous l'action du poison qu'ils sécrètent.

En dehors de cette augmentation de nombre et de résistance, il semble également que, sous l'influence du sérum, l'action zymotique des leucocytes augmente. Ainsi, M. Gabritschewsky a remarqué que, sous une influence protéolytique certainement due aux leucocytes, les fausses membranes se détachaient beaucoup plus rapidement chez les animaux traités par le sérum que chez les cobayes neufs. Ce fait peut être comparé au phénomène que nous avons signalé chez les cobayes hypervaccinés contre le choléra et dont le sérum exerce sur les bactéries une véritable action dissolvante.

Ces diverses observations semblent donc bien établir que le sérum préventif agit en stimulant l'activité des leucocytes et en leur facilitant l'englobement et la destruction des microorganismes. Le plus curieux de cette action est certainement sa spécificité, chaque sérum n'excitant les leucocytes que contre une espèce microbienne déterminée. Néanmoins, si le sérum d'un animal vacciné contre une affection déterminée exerce une influence élective, on peut obtenir des résultats analogues en stimulant les phagocytes à l'aide d'autres substances non spécifiques, mais qui donnent des résultats analogues bien que beaucoup moins intenses.

M. Issaeff, qui a étudié cette question avec beaucoup de soin en se servant du virus cholérique, a vu que les phagocytes englobaient les vibrions avec une vigueur inaccoutumée après une simple injection de tuberculine. Ces expériences peuvent être rapprochées du fait suivant, rapporté par M. Calmette dans son étude sur les venins : les simples injections d'hypochlorite de soude suffisent à développer chez un animal le pouvoir anti-venimeux. Du reste, cette dernière propriété semble être un peu moins élective que celle s'appliquant aux toxines microbiennes. En effet, le sérum anti-tétanique exerce sur les venins une action analogue à celle du sérum des animaux rendus réfractaires à ces derniers. La proposition inverse ne semble pas vraie, et le sérum anti-venimeux est sans action sur la toxine tétanique.

Action des leucocytes sur les poisons solubles. — Cette action anti-venimeuse du sérum suscite une question bien naturelle et qui présente le plus haut intérêt au point de vue de la pathologie générale. En effet, si nous croyons avoir démontré que l'action du sérum préventif est liée à l'activité phagocytaire et rend plus faciles et plus rapides l'englobement et la destruction des microbes, on est en droit de se demander si ce n'est point par un mécanisme analogue qu'il protège également l'organisme contre certaines toxines microbiennes. Nous avons insisté dans notre travail sur l'immunité, sur la grande différence qui existe entre les divers types des poisons bactériens, et avons établi que l'organisme réagissait vis-à-vis des toxines diphtériques et tétaniques d'une manière absolument différente de celle qui résultait de l'introduction dans l'organisme des autres produits de culture microbiens.

Ces deux poisons, en effet, constituent une classe à part, et l'économie cherche à agir sur eux comme elle le fait vis-à-vis des microbes vivants. Des recherches récentes semblent montrer que c'est encore aux leucocytes que semble dévolue cette action protectrice. Les recherches de Chatenay ont montré que, chez les animaux empoisonnés avec l'une de ces toxines, ou encore avec une toxalbumine végétale ou un venin de serpent, les phénomènes leucocytaires sont absolument comparables à ce que l'on observe dans les infections. Il se produit, en effet, une hypoleucocytose marquée si l'animal est sensible et la mort rapide. Le nombre des leucocytes sanguins augmente au contraire en cas de survie longue ou de résistance définitive.

Au reste, l'action leucocytaire ne semble pas limitée à ce genre spécial de poisons, et M. Metschnikoff a observé des faits absolument analogues chez les animaux empoisonnés avec l'acide arsénieux : hypoleucocytose chez les animaux neufs, hyperleucocytose, au contraire, chez ceux qu'une accoutumance progressive avait rendus réfractaires.

L'étude de cette action protectrice des phagocytes contre les poisons solubles est très intéressante, surtout si l'on pousse plus loin l'analyse, et si l'on recherche comment elle s'exerce. Les expériences de MM. Kobert, Stender, Samoïloff et Lipski sur l'absorption par les leucocytes et les cellules endothéliales des sels de fer et d'argent en solution, semblent établir que les phagocytes sont susceptibles d'extraire du milieu dans lequel ils se trouvent certains corps solubles et de les retenir dans leur intérieur, les rendant par ce procédé inoffensifs pour les autres cellules de l'économie.

Ce phénomène ne doit, du reste, nullement étonner les savants qui se sont, si peu que ce soit, occupés d'histologie. L'électivité des cellules et même de leurs différentes parties constitutives est trop connue pour que nous insistions sur cette propriété sur laquelle est basée toute la technique des colorations. Ne sait-on pas qu'une coupe placée dans une solution colorante faible, d'hématoxyline par exemple, arrive au bout d'un certain temps à se colorer fortement en absorbant la presque totalité de la substance colorante en solution dans la liqueur. Pourquoi accorderait-on à la cellule vivante une moindre électivité qu'à la cellule morte? Il est donc absolument rationnel et d'accord avec la physiologie cellulaire générale d'admettre que les phagocytes peuvent s'incorporer vigoureusement les poisons en solution dans le milieu ambiant, et chercher à les faire disparaître de l'économie, à moins qu'ils ne succombent sous leur influence nocive.

Quant au mécanisme par lequel seraient intracellulairement détruites les toxines absorbées, il est facile de s'en faire une idée. L'on sait, en effet, que les diastases animales, telles que la pepsine ou la trypsine, détruisent rapidement le poison tétanique ou diphtérique; il est donc probable que cette destruction est le résultat d'un phénomène de digestion intracellulaire.

Ces faits d'un grand intérêt montrent bien l'importance sans cesse grandissante du rôle des phagocytes dans la protection de l'organisme. Aussi comprend-on facilement que la stimulation puissante, exercée par le sérum sur ces défenseurs sans cesse en éveil, ait donné en si peu de temps des résultats d'une incalculable portée.

Ainsi se trouve vérifiée plus tôt que nous le pensions l'idée par laquelle nous terminions, en août 1893, le préambule de notre travail sur l'immunité : « *L'avenir de la médecine est dans la mise en œuvre raisonnée des moyens naturels de protection de l'économie.* »

INDEX BIBLIOGRAPHIQUE

L'INDICATION BIBLIOGRAPHIQUE DE LA PLUPART DES DOCUMENTS AYANT SERVI A LA RÉDACTION DE CET OUVRAGE A ÉTÉ DONNÉE A LA FIN DE NOTRE TRAVAIL SUR L'IMMUNITÉ. NOUS INDIQUERONS SEULEMENT CEUX QUI N'AVAIENT PU ÊTRE PRÉCÉDEMMENT UTILISÉS, EN RAISON DE LEUR NATURE OU DE L'ÉPOQUE RÉCENTE DE LEUR PUBLICATION.

Considérations générales sur le sérum sanguin, l'origine et le mode d'action du pouvoir immunisant.

ABELOUS et LANGLOIS, *Du rôle antitoxique des capsules surrénales*. Arch. de physiol., 1892, p. 269 et 465.

ARTHUS, *La glycolyse dans le sang*. Académie des sciences, 14 mars 1892.

BARRAL et LÉPINE, *Pouvoir glycolytique du sang*. Académie des sciences, 12 mai 1892.

BOSC et MAIRET, *Toxicité du sérum*. Société de biologie, 16 juin 1894, 23 juin 1894, 7 juillet 1894. — *Propriétés toxiques et coagulatrices du sérum*. Société de biologie, 20 juillet, 20 octobre 1894.

CHATENEY, *Les réactions leucocytaires vis-à-vis de certaines toxines végétales et animales*. Paris, 1894.

COLEMBRADER, *Sur le ferment glycolytique du sang.* Onderzoekingen uit het Physiol., Laborat. te Utrecht, 1892. Sem. méd., 1892, p. 428.

DAREMBERG, *Propriété globulicide du sang.* Arch. méd. expérimentale, 1891.

HÉRICOURT et RICHET, *De la transfusion péritonéale du sang de chien et de l'immunité qu'elle confère.* Acad. des sciences, 5 novembre 1888.

KOBERT, *Sur l'action du fer sur l'organisme des animaux.* Arbeiten des pharmak. institutes zu Dorpat, 1893.

LÉPINE, *Du pouvoir pepto-saccharifiant du sang et des organes.* Académie des sciences, 8 août 1892, 23 janvier 1893. V. LÉPINE et BARRAL.

LIPSKI, *Des effets de l'introduction du fer dans l'organisme des animaux.* Arbeiten des pharmak. Institutes zu Dorpat, 1893

METSCHNIKOFF, *L'état actuel de la question de l'immunité, rapport au Congrès international de Budapesth.* Ann. Instit. Pasteur, 1894, p. 706.

PECKELHARING. *Théorie chimique de la coagulation du sang.* Association néerlandaise pour l'avancement des sciences médicales. Congrès du 11 juillet 1892.

PFEIFFER, *Action bactéricide du sérum des cobayes hypervaccinés contre le vibrion cholérique.* Zeitschrift. f. Hygiene, 1894, t. XVIII, p. 1.

QUINQUAUD, *Toxicité du sérum sanguin dans les affections cutanées.* Soc. de dermatologie, 18 mai 1893.

RICHET. V. HÉRICOURT.

ROUX, *Sur les sérums antitoxiques.* Comm. au Congrès de Budapesth. Ann. Inst. Pasteur, 1894, p. 722.

SAMOÏLOFF, *Mémoire sur la rétention du fer dans l'organisme animal. Mémoire sur la pharmacologie de l'argent.* Arbeiten des pharmakolog. Institutes zu Dorpat, 1893, t. IX.

SEEGEN, *Pouvoir glycolytique du sang*. Collège méd. de Vienne, 7 mars 1892.

STERN, *Sur la question de l'immunité*. Centralbl. f. allgem. Pathologie, 1894, p. 263.

Sérothérapie dans les maladies expérimentales.

CHENOT et PICQ, *De l'action curative du sérum des bovidés dans la morve expérimentale du cobaye*. Soc. biol., 19 mars 1892.

EMMERICHT et MÄTSBAUM, *Nouvelle méthode de vaccination contre le rouget du porc*. Arch. f. Hygiene, 1891, t. XII, p. 275.

ERRIQUEZ et SERAFINI, *Sur l'action du sang des animaux réfractaires injecté aux animaux sensibles au charbon*. Annales de l'Institut d'hygiène expérimentale de l'Université de Rome, vol. I, fasc. II, 1891.

DUENSCHMANN, *Étude expérimentale sur le charbon symptomatique*. Ann. Instit. Pasteur, 1894, p. 403.

RICHET et HÉRICOURT, *Sur un microbe pyogène et septique et sur la vaccination contre ses effets*. Acad. des sciences, 1888, p. 107, 1888, p. 748.

Sérothérapie contre la tuberculose.

BABÈS, *Traitement de la tuberculose par le sérum de chiens immunisés contre la tuberculose*. Congrès pour l'étude de la tuberculose, 27 juillet 1893.

BERNHEIM, *Transfusion du sang de chèvre dans le traitement de la tuberculose pulmonaire*. Congrès pour l'étude de la tuberculose, 28 juillet 1891.

BERTIN et PICQ, *Sur l'influence de la transfusion du sang de chèvre sur l'évolution de la tuberculose chez le lapin*. Acad. méd., 15 juillet 1890. Soc. biol., 20 déc. 1890. — *Hématothérapie : résultats expéri-*

mentaux et cliniques. 2e Congrès pour l'étude de la tuberculose, 28 juillet 1891.

Coupard et Saint-Hilaire, *Injections de sérum de sang de chien dans la trachée.* Soc. biol., 31 janvier 1891.

Delangle, *Études sur les propriétés thérapeutiques du sérum.* Th. Paris, 1891.

Feulard, *Sur la valeur thérapeutipue du sérum de chien.* Bull. Soc. franç. de dermat. et syphilig., juillet 1891.

Héricourt, *Le sérum de sang de chien dans le traitement de la tuberculose chez l'homme.* 2e Congrès pour l'étude de la tuberculose, 28 juillet 1891. — *Id.*, Archives générales de médecine, avril 1892, p. 385.

Héricourt, Langlois et Saint-Hilaire, *Effets thérapeutiques des injections de sérum de chien chez l'homme dans le cours de la tuberculose.* Soc. biol., 24 janv. 1891.

Kirmisson, *Le sérum de sang de chien dans la péritonite tuberculeuse.* 2e Congrès pour l'étude de la tuberculose, 28 juillet 1891.

De Laborie, *Le sérum du sang de chien.* Th. Paris, 1891.

Le Roy, *Contribution à l'étude de l'hématothérapie.* Th. Paris, 1891.

Lépine, *Sur l'application à l'homme de la méthode de traitement de la tuberculose de Richet et Héricourt.* Sem. médicale, 21 janvier 1891.

Pinard, *Documents pour servir à l'histoire des injections de sérum de chien pratiquées chez les nouveau-nés issus de tuberculeuses.* Ann. gynécol., nov. 1891.

Richet et Héricourt, *Influence de la transfusion péritonéale de sang de chien sur l'évolution de la tuberculose chez le lapin.* Soc. biol., 23 fév., 2 mars 1889, 31 mai, 13 juin 1890.

RICHET et HÉRICOURT, *De l'immunité contre la tuberculose par les transfusions de sang de chien tuberculisé*. Soc. biol., 7 juin 1890. — *Technique des procédés pour obtenir du sérum pur d'un chien et innocuité des injections de ce liquide chez l'homme*. Soc. biol., 19 janvier 1891. — *État réfractaire du singe à la tuberculose aviaire*. Soc. biol., 28 nov. 1891. — *Effets de la tuberculose aviaire vaccinant contre la tuberculose humaine chez les singes et les chiens*. Soc. biol., 23 janv. 1892. — Et *passim*. Soc. biol., 1892, 1893, 1894.

SEMMOLA, *Valeur thérapeutique du sérum de sang de chien dans le traitement de la tuberculose*. 2e Congrès pour l'étude de la tuberculose, 28 juillet 1891.

VIDAL, *Injections de sérum de chien dans la tuberculose*. 2e Congrès pour l'étude de la tuberculose, 29 juillet 1891.

Sérothérapie dans la rage.

BABÈS et LEPP, *Recherches sur la vaccination antirabique*. Ann. Inst. Pasteur, 1889, p. 384.

BABÈS et CERCHEZ, *Expériences sur l'atténuation du virus rabique fixe*. Ann. Inst Pasteur, 1891, p. 625.

BABÈS, *Vaccinations antirabiques suivies de succès à l'aide de sérum d'animaux immunisés*. Deutsch Med. Woschenschrift, 13 oct. 1892.

BABÈS et TALASESCU, *Études sur la rage*. Ann. Inst. Pasteur, 1894, p. 434.

TIZZONI et SCHWARZ, *Ann. micrographic.*, 20 janv. 1892.

Sérothérapie dans la fièvre typhoïde.

BARGELLINI, *Contribution à l'étude de l'immunité vaccinale*. Revista d'Igiene e Sanita publicca, mai 1894.

BRUSCHETTINI, *Sur l'immunité contre la fièvre typhoïde.* Riforma medica, 1892, n° 18.

CHANTEMESSE et WIDAL, *Études sur la fièvre typhoïde.* Ann. Instit. Pasteur, 1892, p. 755. — *Immunisation contre la fièvre typhoïde.* Soc. méd. des hôpitaux, 27 janvier 1893.

DEMEL et ORLANDI, *Sérothérapie dans la fièvre typhoïde à l'aide du sérum d'animaux immunisés contre le bacterium coli.* Cong. de méd. de Rome, 29 mars 1894.

SANARELLI, *La fièvre typhoïde expérimentale.* 1er mémoire. Ann. Inst. Pasteur, 1892, p. 721. — *Id.*, 2e mémoire, Ann. Inst. Pasteur, 1894, p. 193. — *Id.*, 3e mémoire, Ann. Inst. Pasteur, 1894, p. 353.

Sérothérapie dans la pneumonie.

AUDEOUD, *Sérothérapie dans la pneumonie.* Rev. méd. Suisse, Romande, fév. 1893.

BUNZL-FEDERN, *Immunisation et guérison de la pneumonie.* Arch. f. Hygiene, t. XX, p. 152.

FOA et SCABIA, *Sur la pneumoprotéine.* Commun. à l'Acad. de méd. de Turin. Séance du 27 mai 1892. — *Sur l'immunisation et la guérison de la pneumonie.* Gazetta medica di Torino, 1892, n°s 13, 14, 15.

JANSON, *Quelques cas de pneumonie aiguë traités par le sérum immunisant.* Commun. à la Soc. des médecins suédois, 15 mars 1892. — Hygiea, avril 1892. Anal. in Centralblatt f. Bakter., 1892, t. XII, n° 1, p. 42.

MOSNY, *Recherches expérimentales sur la vaccination contre l'infection pneumonique et sur sa guérison.* Arch. méd. expérim., 1892, p. 195, n° 2. — *Vaccination et guérison de l'infection pneumonique expérimentale et de la pneumonie franche de l'homme.* Arch. méd. expérim., 1893, p. 259.

Sérothérapie dans le choléra.

Cantacuzène, *Recherches sur le mode de destruction du vibrion cholérique dans l'organisme*. Paris, 1894.

Drasche, *Le choléra et le vibrion de Koch*. Wiener medic. Wochenschrift, 1894.

Frænkel et Sobernheim, *Propriétés du sérum des animaux vaccinés contre le choléra*. Hygienische Rundschau, 1894, n°s 3 et 4.

Gruber, *Recherches sur les caractères différentiels du vibrion cholérique*. Archiv. f. Hygiene, 1894, t. XX, p. 123.

Issaeff, *Études sur le sérum préventif contre le choléra*. Zeitschrift f. Hygiene, 1894, t. LXVI, p. 283. — Deutsche medic. Wochenschr., 1894, n° 13.

Ketscher, *De l'immunité contre le choléra conférée par le lait de chèvres vaccinées*. Arch. méd. expérim., 1893, p. 757.

Metschnikoff, *Recherches sur le choléra*. 1er mémoire. Ann. Inst. Pasteur, 1893, p. 403. — *Id.* 2e mémoire. Ann. Inst. Pasteur, 1893, p. 562. — *Id.* 3e mémoire. Ann. Inst. Pasteur, 1894, p. 257. — *Id.* 4e mémoire. Ann. Inst. Pasteur, 1894, p. 529.

Nicolle et Morax, *Coloration des cils microbiens*. Ann. Inst. Pasteur, 1893, p. 554.

Pfeiffer, *Sur l'immunité cholérique*. Zeitschrift f. Hygiene, 1894, t. XVI, p. 268. — *Id.* t. XVIII, p. 1.

Pfeiffer et Issaeff, *Sur l'immunité cholérique par le sérum*. Zeitschrift f. Hygiene, 1894, t. XVII, p. 370.

Pfeiffer et Wassermann, *Immunité contre la péritonite cholérique*. Zeitschrift f. Hygiene, 1893, t. XIV, p. 60.

Sanarelli. *Étiologie du choléra*. Ann. Inst. Pasteur, 1893, p. 693.

WESBROOK, *Les toxines du choléra*. Ann. Inst. Pasteur, 1894, p. 318.

Sérothérapie dans le tétanos.

Voir bibliographie dans les mémoires de RENON, Ann. Inst. Pasteur, 1892, p. 233, et de ROUX et VAILLARD, Ann. Inst. Pasteur, 1893, p. 60.

Sérothérapie dans la diphtérie.

Voir bibliographie dans le mémoire de ROUX et MARTIN. Ann. Inst. Pasteur, 1894, p. 609 et dans la revue très complète de LÉPINE, Semaine médicale, 1894, p. 573, 26 décembre, n° 71.

Sérothérapie contre les toxalbumines et les venins.

CALMETTE, *Contribution à l'étude des venins des serpents*. Ann. Inst. Pasteur, 1894, p. 275. — *Id*. Société de biologie, 13 fév. 1894.

PHISALIX et BERTRAND, *Atténuation du venin de vipère par la chaleur et vaccination du cobaye contre ce venin*. Académie des sciences, 5 février 1894. — *Id*. Soc. biologie, 13 février 1894.

TABLE DES MATIÈRES

CHAPITRE PREMIER

PROPRIÉTÉS GÉNÉRALES DU SÉRUM

CHAPITRE II

LA SÉROTHÉRAPIE DANS LES MALADIES EXPÉRIMENTALES

CHAPITRE III

LA SÉROTHÉRAPIE DANS LA TUBERCULOSE

CHAPITRE IV

LA SÉROTHÉRAPIE DANS LA RAGE

CHAPITRE V

LA SÉROTHÉRAPIE DANS LA FIÈVRE TYPHOIDE

CHAPITRE VI

LA SÉROTHÉRAPIE DANS LA PNEUMONIE

CHAPITRE VII

LA SÉROTHÉRAPIE DANS LE CHOLÉRA

CHAPITRE VIII

LA SÉROTHÉRAPIE DANS LE TÉTANOS

CHAPITRE IX

LA SÉROTHÉRAPIE DANS LA DIPHTÉRIE

CHAPITRE X

LA SÉROTHÉRAPIE CONTRE LES TOXALBUMINES VÉGÉTALES ET LES VENINS

CHAPITRE XI

MANUEL OPÉRATOIRE — ACCIDENTS

CHAPITRE XII

L'IMMUNISATION PAR LE SÉRUM ET LES AUTRES PROCÉDÉS DE VACCINATION

CHAPITRE XIII

ORIGINES DU POUVOIR IMMUNISANT DU SANG ET DES AUTRES HUMEURS DE L'ORGANISME

CHAPITRE XIV

PHYSIOLOGIE GÉNÉRALE DE L'ACTION DU SÉRUM IMMUNISANT SUR L'ORGANISME

30 473. — Imprimerie Lahure, 9, rue de Fleurus, à Paris.

Bulletin

DES

Annonces

RUEFF ET CIE

106, Boulevard Saint-Germain, Paris.

NOUVEAUTÉS MÉDICALES

Anatomie des centres nerveux, par J. Déjerine, professeur agrégé à la Faculté de médecine de Paris, médecin de l'hospice de Bicêtre, vice-président de la Société de Biologie, avec la collaboration de Mme Déjerine-Klumpke, docteur en médecine, ancien interne des hôpitaux de Paris, lauréat de l'Institut et de l'Académie de médecine.

Tome Ier : *Méthode générale d'étude. Embryogénie. Histogénèse et histologie. Anatomie du cerveau*, avec 401 figures dans le texte, dont 45 en couleurs. 1 vol. . . . **32** fr.

Chirurgie opératoire du système nerveux, par le Dr Chipault, avec une préface de M. le professeur Terrier.

Tome Ier : *Chirurgie cranio-cérébrale*, avec 430 figures dans le texte, dont 20 en couleurs. 1 vol. in-8 raisin, reliure d'amateur, tête dorée . . . . . **22** fr.

Tome II et dernier volume. *Chirurgie de la moelle et des nerfs*. 1 vol. in-8 raisin, avec 432 figures, dont 355 en couleurs, reliure, tête dorée. . . . . . **22** fr.

Le Massage et la mobilisation dans les fractures, par le Dr Just Lucas-Championnière, chirurgien de l'hôpital Beaujon, membre de l'Académie de médecine, membre de la Société de Chirurgie. 1 vol in-8 de 560 pages, avec 660 gravures dans le texte, reliure d'amateur, tête dorée. . . . **18** fr.

Le Livre des mères de famille. Petit dictionnaire d'hygiène infantile, par le Dr Jules Comby, médecin de l'hôpital Trousseau, médecin honoraire des dispensaires pour enfants de la Société philanthropique, rédacteur en chef de la *Médecine Infantile*. 1 vol. in-16, broché, avec 97 figures dans le texte, reliure amateur. . . . . **4** fr.

Traitement chirurgical des maladies de l'estomac et du duodénum, par le Dr Doyen, de Reims, avec 185 figures dans le texte, dont 38 planches en phototypie. 1 vol. . . . . **12** fr.

Chimie médicale, corps minéraux, corps organiques. Manuel de l'étudiant, par le Dr L. Garnier, professeur à la Faculté de médecine de Nancy. 1 vol., reliure d'amateur, tête dorée. . . . . **6** fr.

Consultations sur les maladies des enfants, par le Dr E. Périer. 1 vol., reliure d'amateur, tête dorée. . . . . **4** fr.

Manuel d'Anesthésie par le protoxyde d'azote, par le Dr Jumon, avec 9 figures dans le texte. 1 vol., reliure d'amateur, tête dorée. . . **2** fr. **50**

Les Affections parasyphilitiques, par Alfred Fournier, professeur à la Faculté de médecine, membre de l'Académie de médecine, médecin de l'hôpital Saint-Louis. 1 vol. in-8, reliure d'amateur, peau pleine, tête dorée. **10** fr.

Traitement de la syphilis, par le Dr Alfred Fournier, professeur à la Faculté de médecine, membre de l'Académie de médecine, médecin de l'hôpital Saint-Louis. 1 vol. in-8, reliure d'amateur, peau pleine, tête dorée . **15** fr.

Le Massage manuel théorique et pratique, par le Dr Georges Berne, ancien interne-lauréat des hôpitaux de Paris, aide d'anatomie de la Faculté, avec 152 figures dans le texte. 1 vol., reliure d'amateur, peau pleine, tête dorée. . . . . **5** fr.

Petit Formulaire du Praticien, par A. Weber, docteur en médecine, ancien interne des hôpitaux, A. Blind, docteur en médecine, et A. Vicario, pharmacien de 1re classe, licencié ès-sciences physiques. Préface du Dr Huchard, médecin de l'hôpital Necker. 1 vol. in-18 raisin, reliure d'amateur, tête dorée. *Prix* : **3** fr. **50**

La Tuberculose et son bacille, par I. Straus, professeur de pathologie expérimentale et comparée à la Faculté de médecine de Paris, membre de l'Académie de médecine, médecin de l'Hôtel-Dieu. 1 fort vol. de 900 pages in-8 grand jésus, avec 73 figures dans le texte, dont 62 en chromolithographie. *Prix* : **25** fr.

Diagnostic et traitement de la pelade et des teignes de l'enfant, par le Dr R. Sabouraud, chef du laboratoire de la Faculté à l'hôpital Saint-Louis. 1 vol. in-8 raisin, avec 22 figures, dont 8 en couleurs hors texte. . . . . **8** fr.

Corbeil. — Imprimerie Crété de l'Arbre

www.ingramcontent.com/pod-product-compliance
Ingram Content Group UK Ltd.
Pitfield, Milton Keynes, MK11 3LW, UK
UKHW020208250726
13967UKWH00003B/1348